死ぬまで歩くには

1日1分

股関節を鍛えなさい

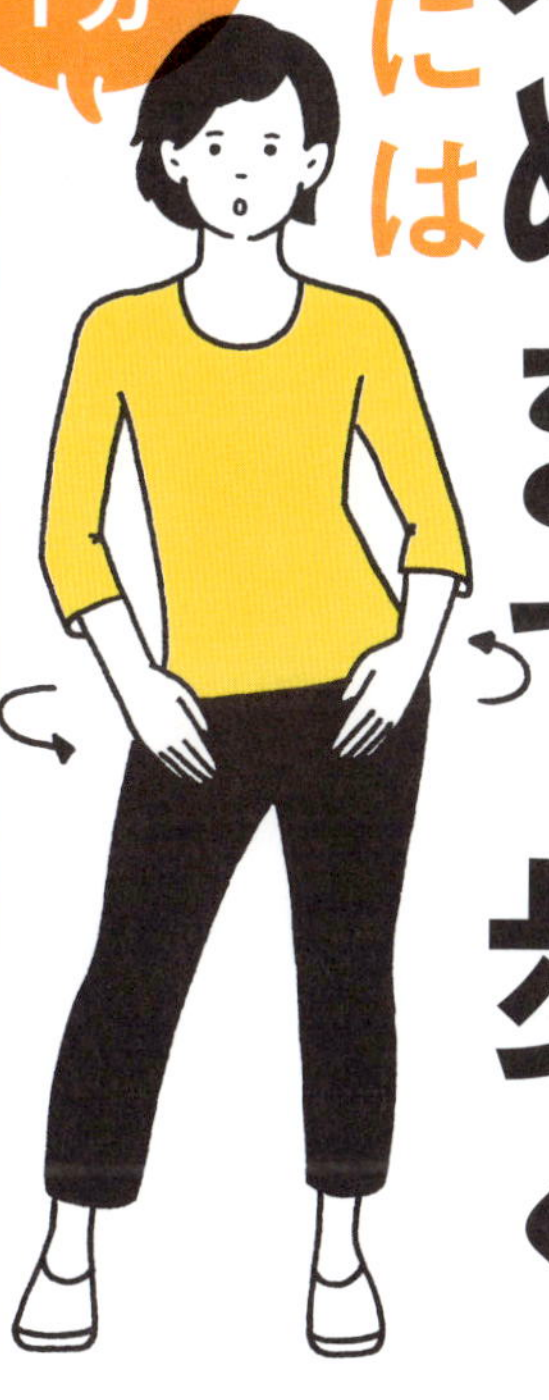

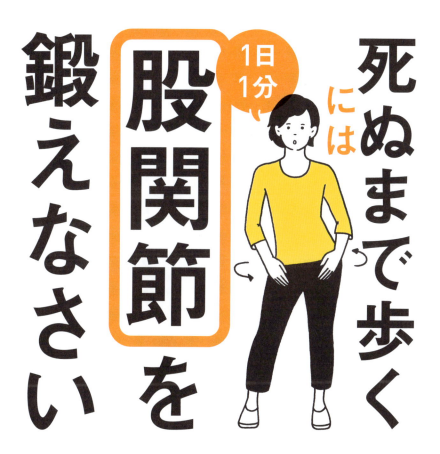

カイロプラクティック・整体師・美容家

南　雅子

SB Creative

プロローグ

100歳まで歩ける体は股関節で決まる

転倒、骨折、関節痛…股関節で9割、防げる！

あなたの歩き方が、100歳まで歩ける歩き方かどうか、それは足音を聞けばわかる。そういうと驚くでしょうか？

〝健康のために〟歩きはじめる人が増えています。でも、待ってください。歩く前にすることがあります。それが、股関節を鍛えることです。

たしかに長時間歩くことで、骨や筋肉は鍛えられるかもしれません。しかし股関節は悲鳴をあげている。じつはそんな人が最近多いのです。

さきほど足音でわかるといいました。股関節がズレたり歪んでいる人は、足音が重いのです。

当たり前のことですが、私たちが生きている地球上では、あらゆる生物が重力と上手にバランスをとりながら進化し生き続けてきました。

人間も四つ足から立って歩くために、骨も筋肉もそれをつなぎとめる関節も進化してきました。なかでももっとも進化した関節が股関節です。

二足歩行で歩くために、股関節の働きは欠かせません。とはいえ、骨や筋肉のような鍛え方をしたら股関節はどうなるでしょう。

筋力が弱りはじめる40代からは、上半身の重みがどんどん股関節への負荷となります。がむしゃらに動くほど、股関節の詰まりやズレを誘発し、まわりの筋肉が硬くなってしまうのです。筋肉が硬くなれば重くなる。当然、転ぶ確率が高くなります。

では、どうすればいいのか。

股関節図

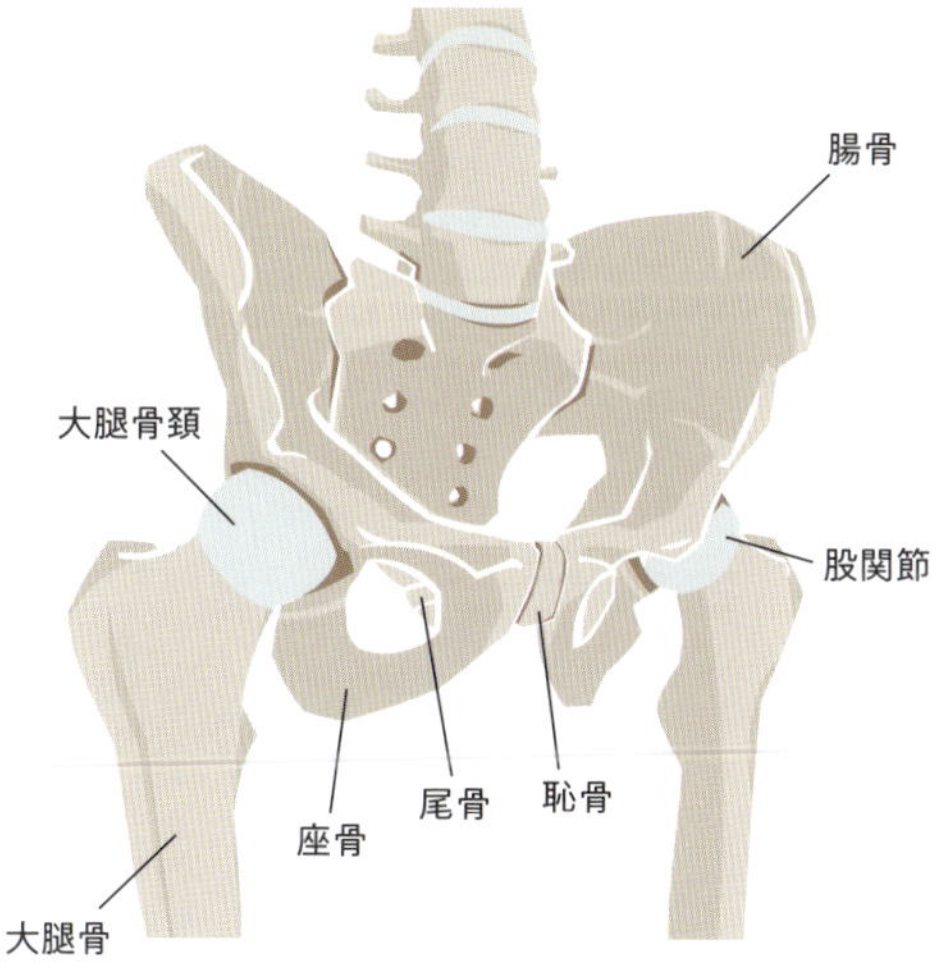

45年研究するなかで導きだした股関節の鍛え方

私はこれまで45年間、のべ12万人の方々と関わってきました。美しさを追求するなかで、「美しさ＝健康」であることに気づき、整体やカイロプラクティックをとり入れる施術で確信したのが、股関節の大切さです。

そして、股関節を鍛えるにはどうすればいいか研究し、導きだしたのが、股関節を回し、あいだを広げ、股関節まわりの腱や筋肉を鍛える方法です。

しかしいくら鍛えても、歩き方が悪いと股関節がまた歪んでしまいます。そこで、股関節にいい歩き方も一緒に指導してきました。

それが本書につながりました。人生100年時代といわれる今、ぜひテーマにしなければいけないという思いにかられたのです。

100歳まで歩けるからだでいられるかどうか。そのカギを握っているのが股関節です。股関節はからだのすべての関節に影響を与えています。つまり、股関節を鍛えると、すべての関節が整っていくのです。また、関節が整えば、筋肉もほぐれよく伸びてしなやかさをとり戻すのです。

健康になった、人生が楽しくなった…
12万人が変わった！

「そうはいってても、年をとってから、股関節を鍛えるなんて、できるの？」

大丈夫です。股関節はいくつになっても鍛えられます。でも、貯蓄はできません。だから毎日、簡単に続けられることが大切です。本書で紹介しているストレッチは、どれもが〝無理なく短時間で〟できるものばかり。すでに股関節にトラブルがある人でもとり組めるものです。

100歳まで人生があったとしても、寝たきりでは幸せを感じられません。健康でいつまでも若々しく歩きたいと願うなら、まず股関節を鍛えることからはじめてください。それが〝歩ける寿命〟を伸ばすこと、人生100年時代が充実することにつながるのです。

南 雅子

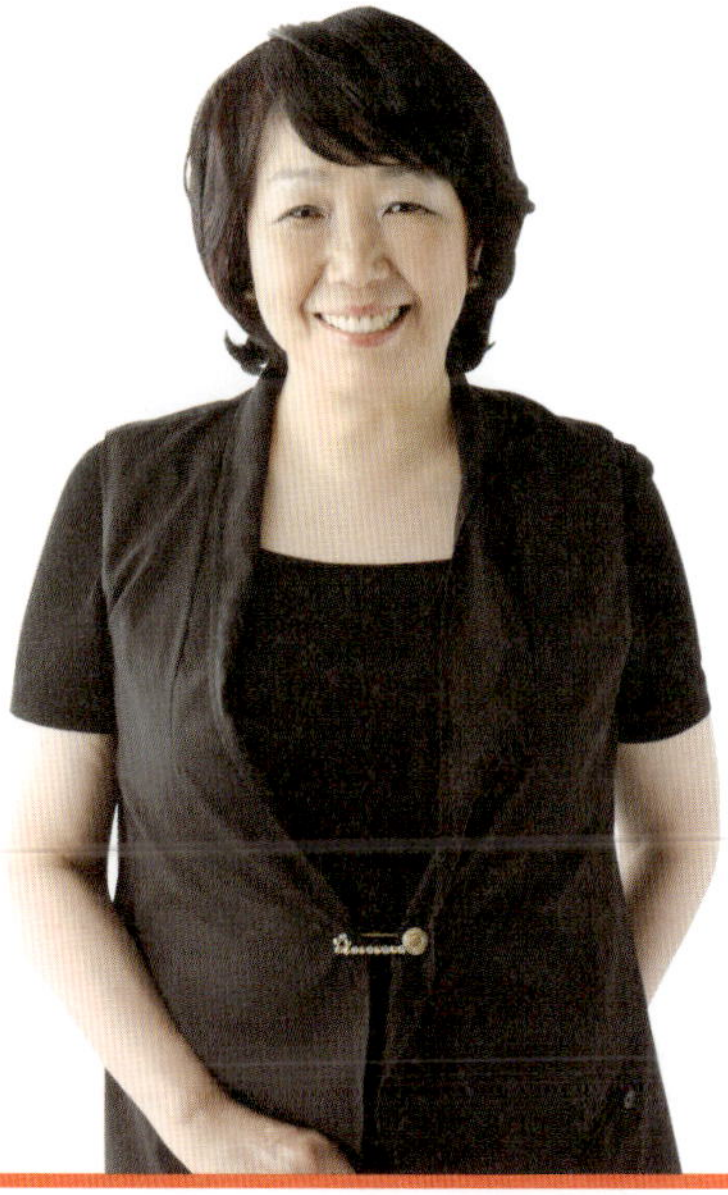

体験談
CASE 01

1日1万歩も余裕。目標は100歳までウィンドウショッピング。

（上田ひろ子さん　70歳）

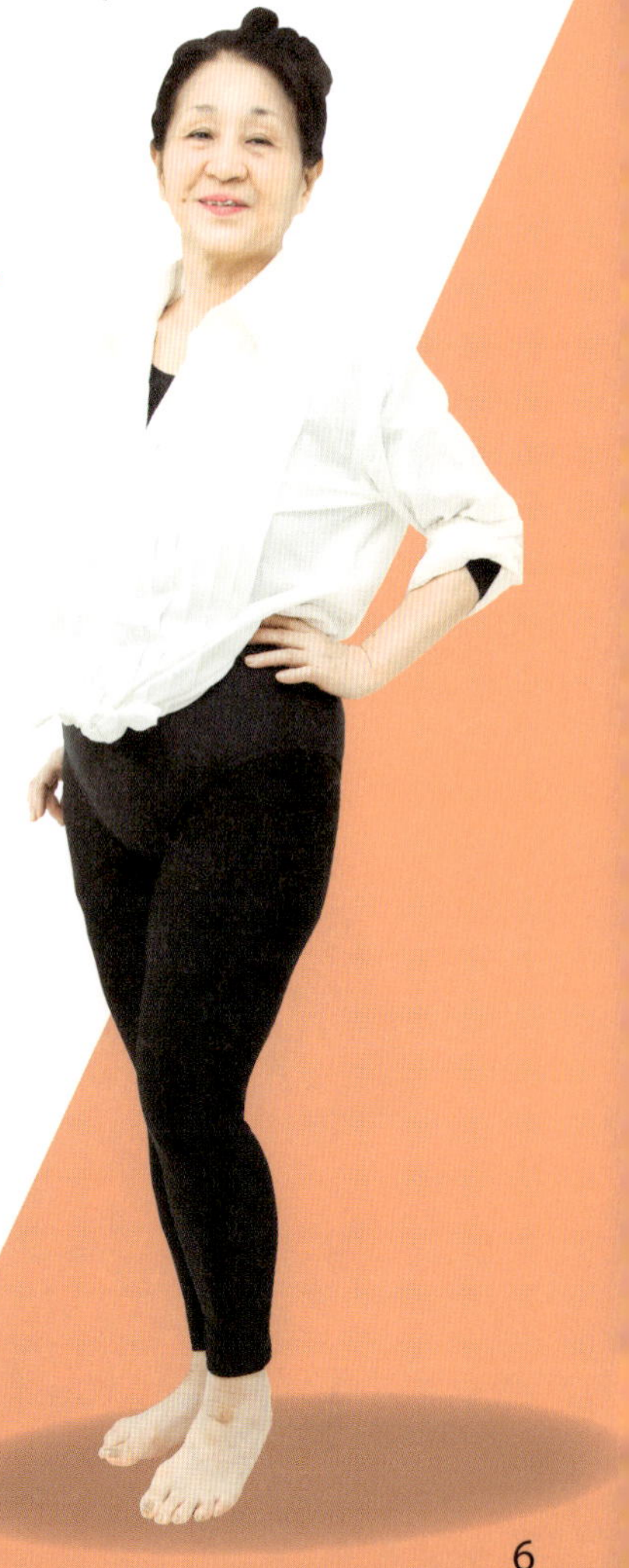

**姿勢がいいとよく
ほめられます**

30代のころから腰痛に悩まされ、ぎっくり腰は3度も経験しています。またいつ起こるかわからない、という腰への不安があり、走ったりせず、重いものはもたず、階段を登るときは手すりにつかまる。これが日々の腰痛対策で

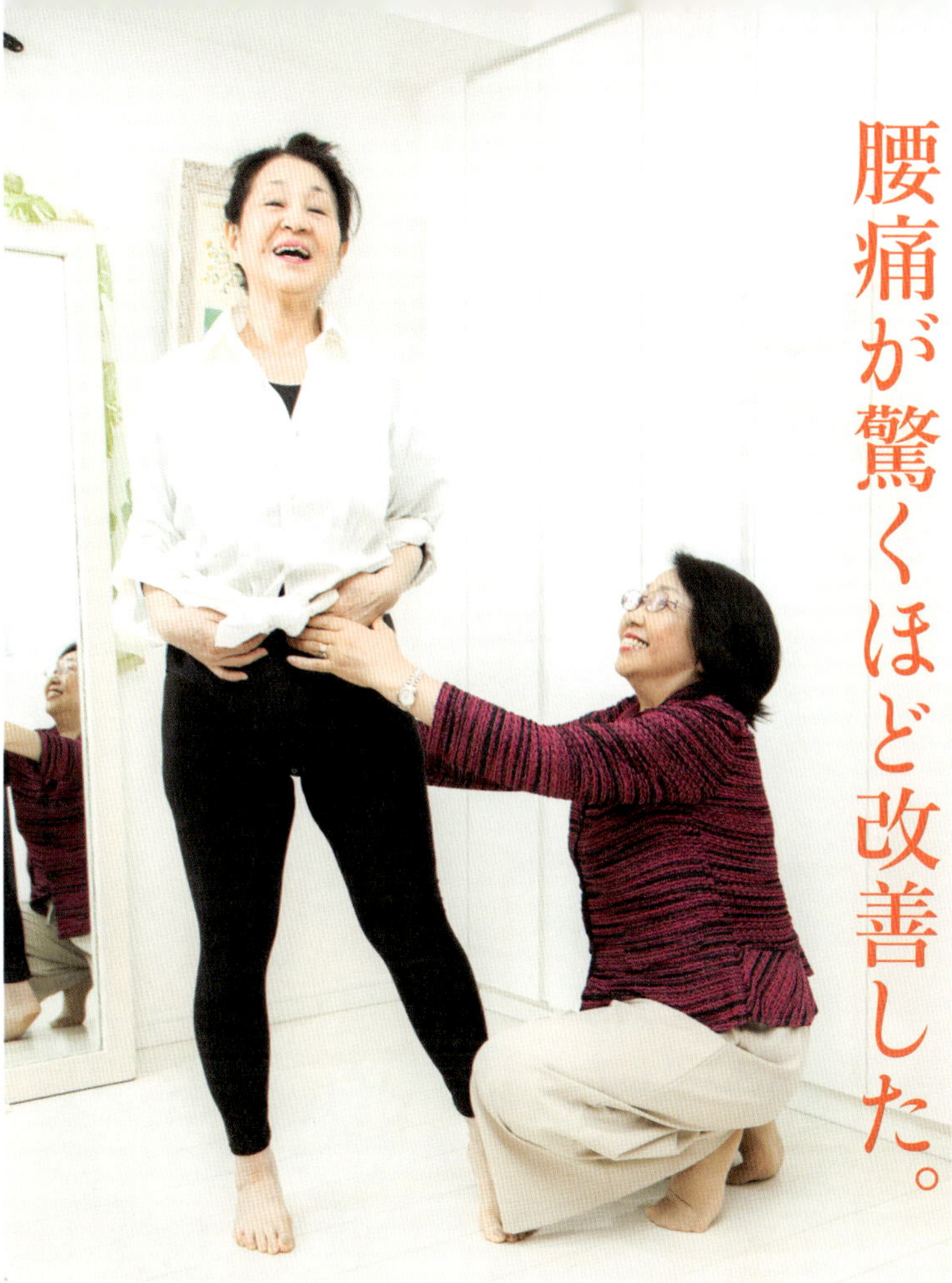

「股関節まわし」で体ぽかぽか。腰痛が驚くほど改善した。

した。

「股関節まわし」のストレッチを知ったのは20年ほど前のこと。腰に不安を抱えているのに……と最初は思いましたが、実際にやってみたところ、「えっ?」という感じ。からだがぽかぽかとしてきたのです。

以来、「股関節まわし」はわたしの日課になりました。いま腰への不安はありません。毎日ウィンドウショッピングに出かけるのが楽しみで、万歩計はいつも1万歩以上を示しています!

体験談
CASE 02

人工股関節で歩きにくくなった脚も変わった！**どんどん歩けるように**なった。

（小林しげさん　90歳）

左右の脚のバランスが整いました

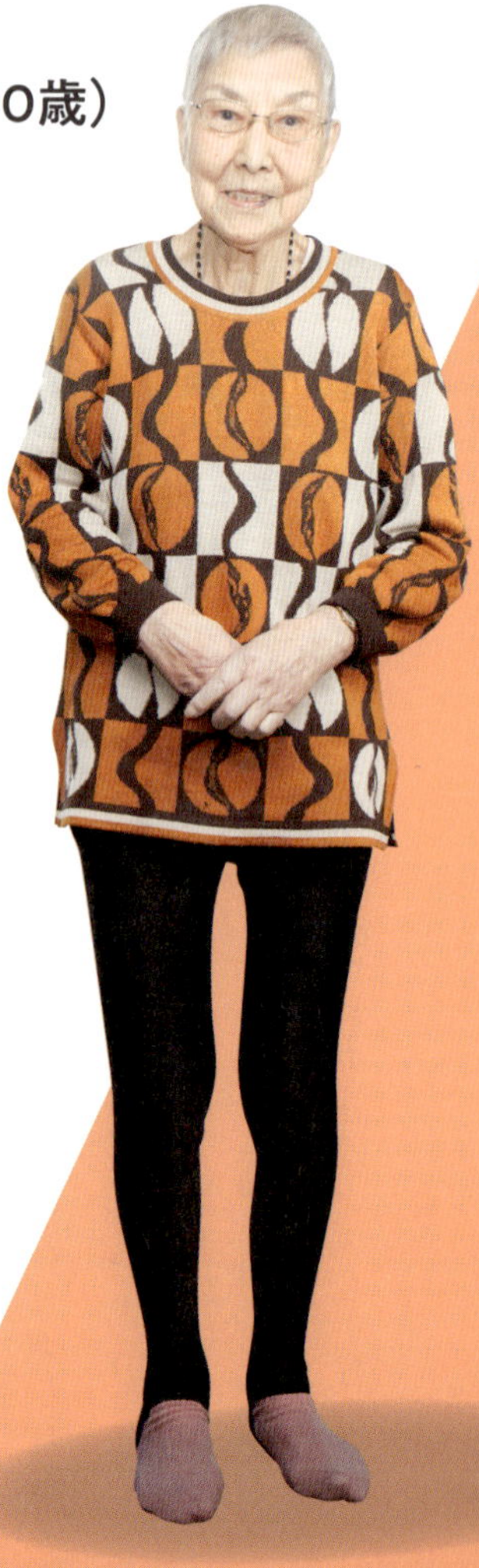

人工股関節を入れる手術を受けたのはほぼ30年前。足を引きずるように歩いていたからか、手術から1年後に階段から転倒して肩と足首を骨折してしまいました。

南先生にお会いしたのはそんなころ。左右のバランスが

猫背がなおって背も伸びた!

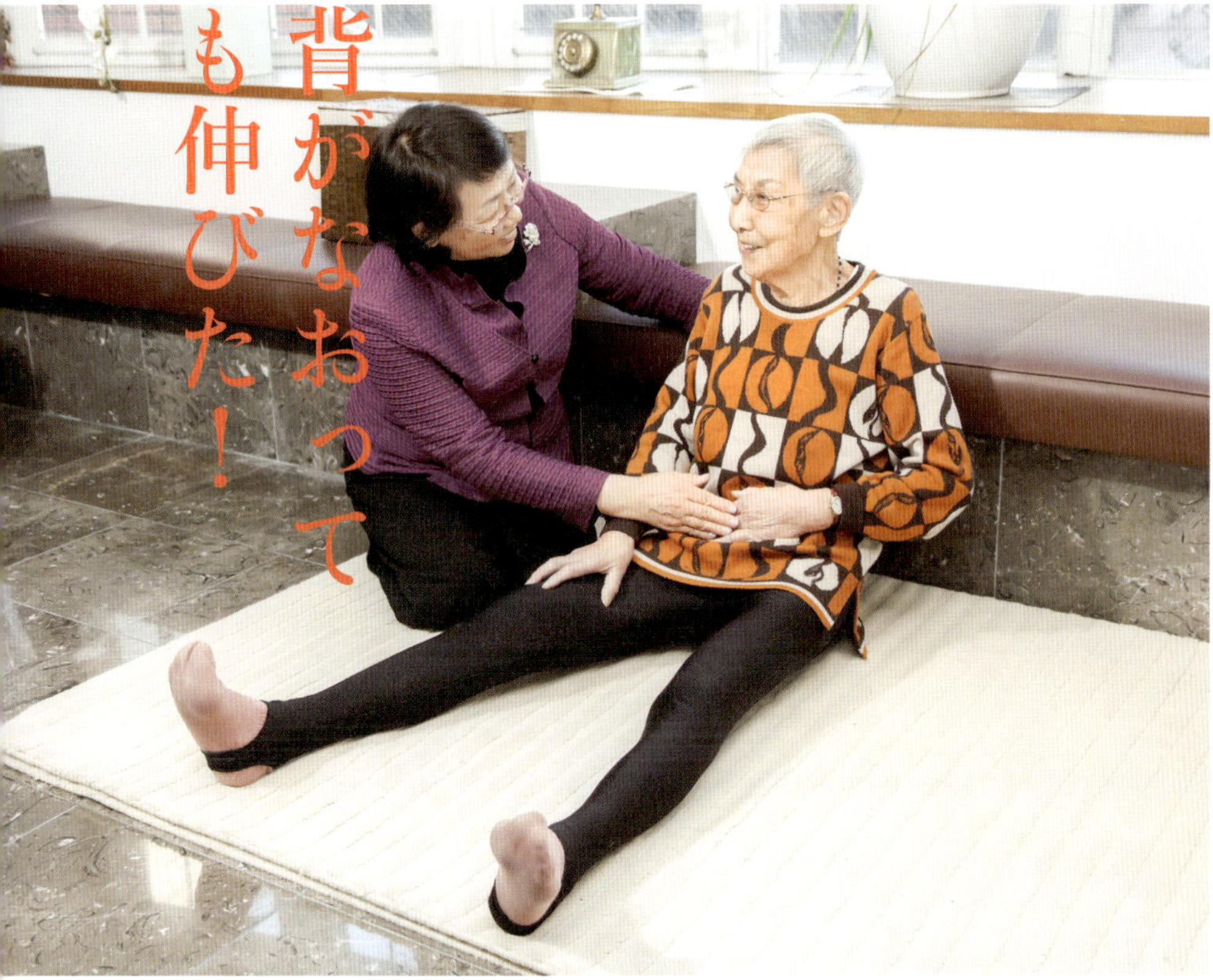

悪いと先生から指摘されて、股関節を中心にストレッチをはじめました。

人工股関節が入っていますから、最初は少し恐る恐る。でも、はじめてみると、長年の猫背がなおったのです。そして、人工股関節は8年しかもたないといわれていたのに、いまだに健在なのです。

いまもからだのバランスはとってもよく、背筋がピンとしているね、と人からほめられます。毎日歩いていますが、ひざも痛くなりません。うれしい!

体験談
CASE 03

自分のことが自分でできる健康に感謝しています。

（藤森薫子さん　94歳）

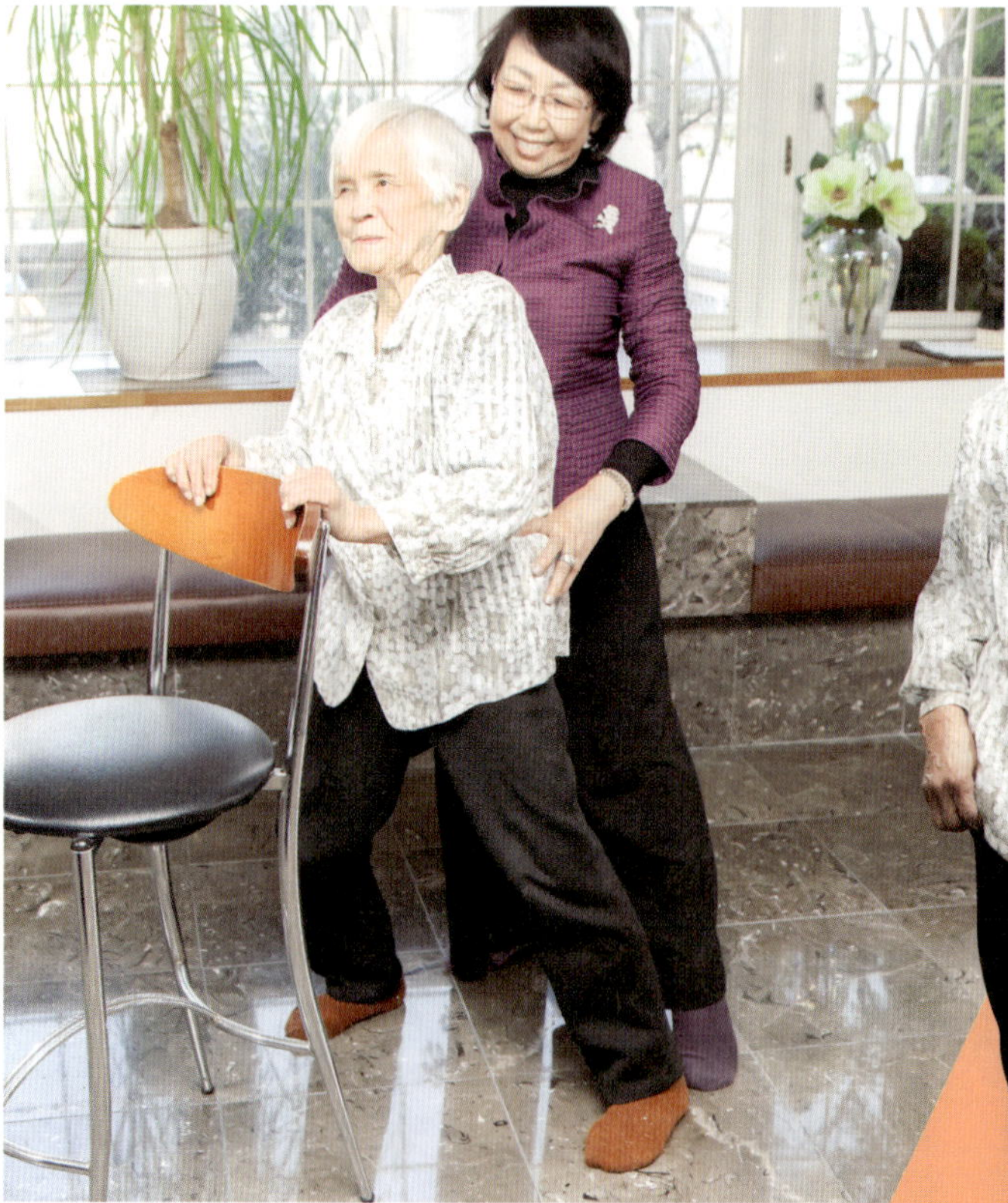

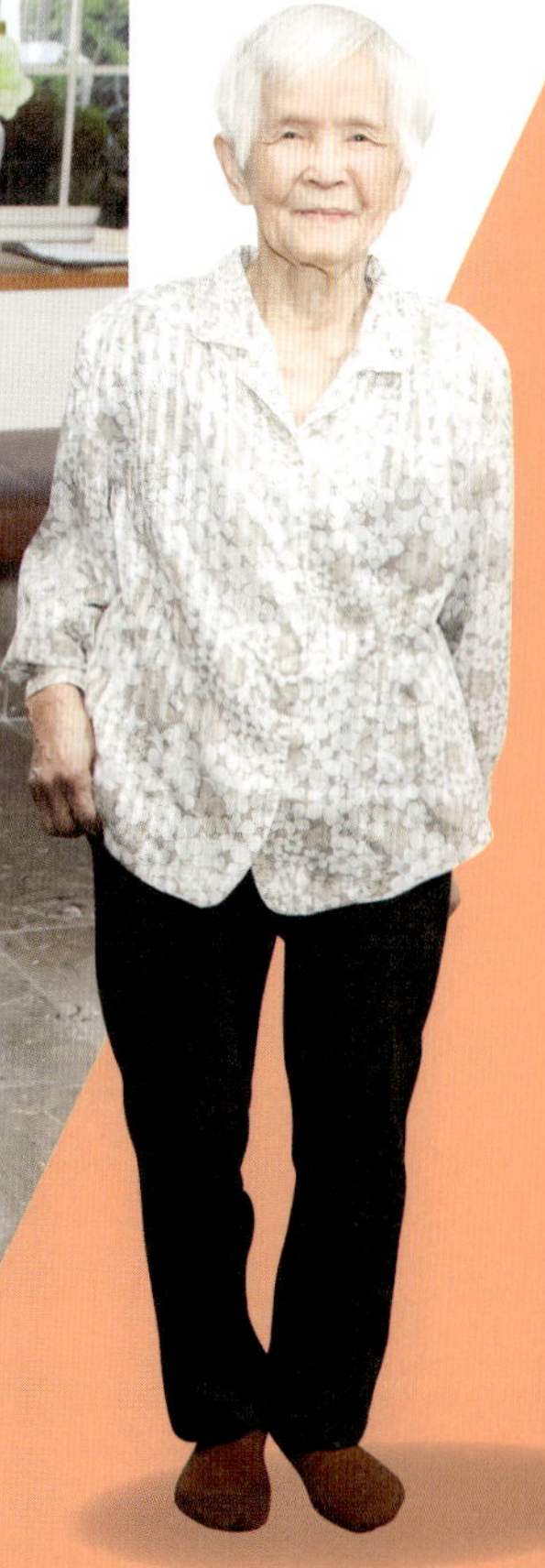

「内脚伸ばし」で股関節と脚の内側の筋肉を鍛えているところ

体験談
CASE 04

気づいたら1万歩、歩くこともざら。ボランティアに勤しむ日々です。

（舘 光代さん　80歳）

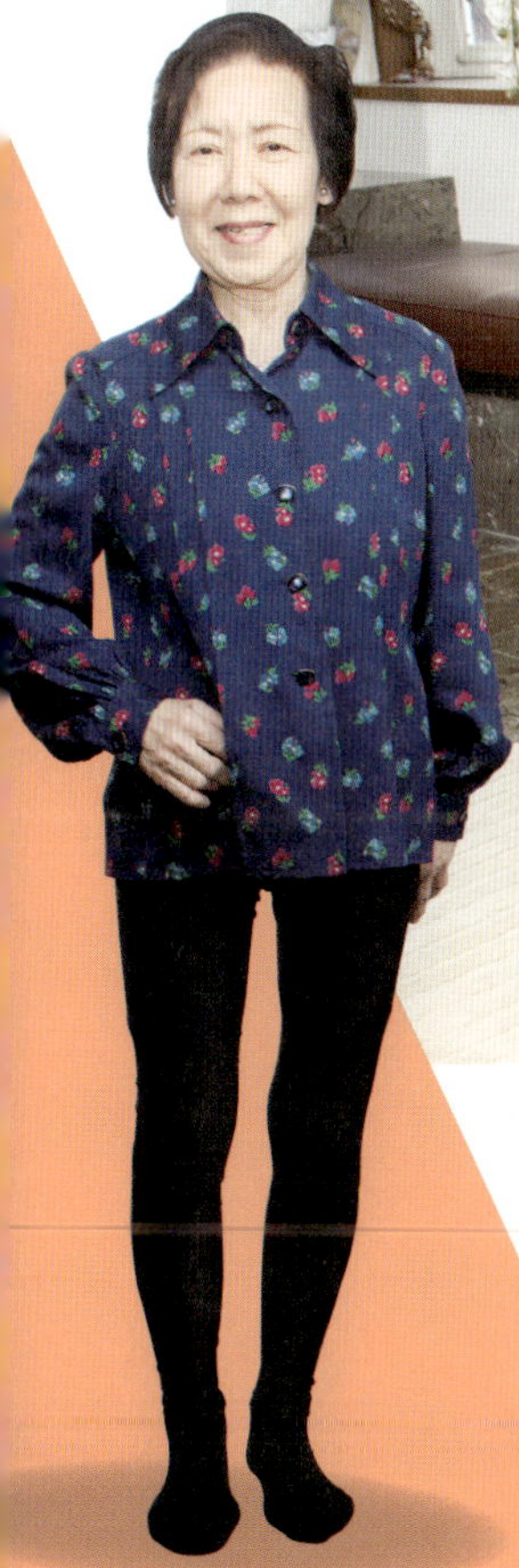

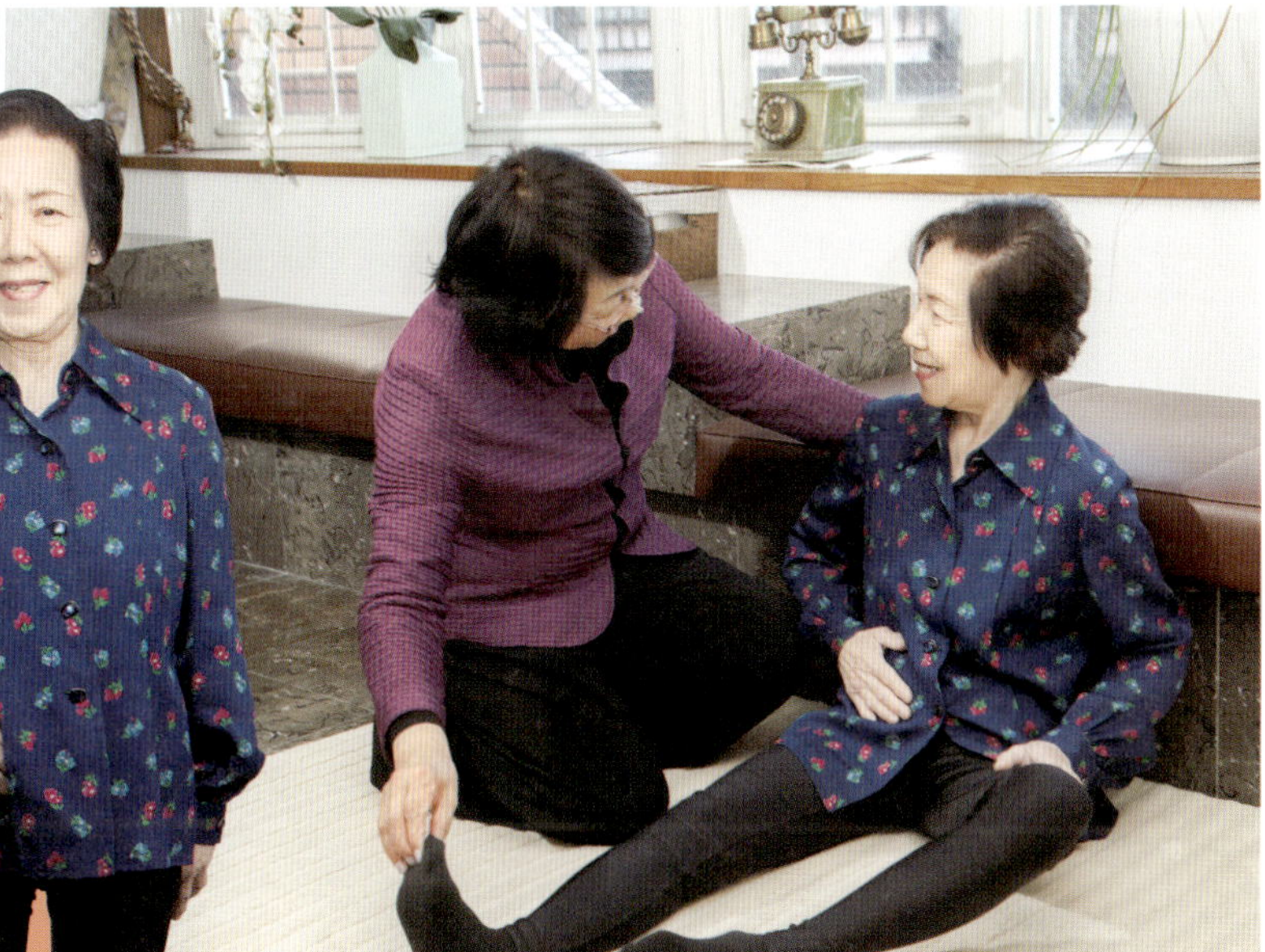

「股関節ほぐし」で、股関節をやわらかくほぐしているところ

あなたの股関節はどうなっている？

人にはそれぞれ、からだに「クセ」のようなものがあります。左肩が少し下がっている、歩くときに足にかける体重が左右で違う……。そのクセがすなわち、股関節の歪みやズレにつながるのです。20歩チェックは、股関節のズレ方を具体的に確認し、知るための方法です。20歩チェックのやり方は簡単です。その場に立って、目を閉じて、足踏みをします。1、2、3……。20の数を声を出して数え、目を開けます。さて、最終的な立ち位置はどこですか？　この立ち位置であなたの股関節を診断します。

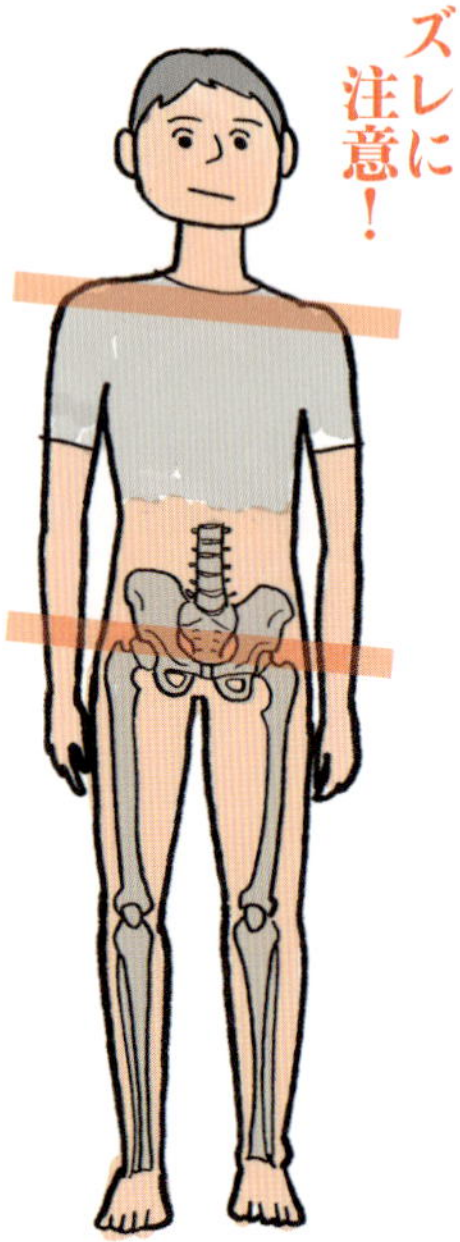

20歩チェックで 股関節の状態がすぐわかる！

股関節の歪みとズレのタイプを知ることは、股関節ウォーキングのスタートです。どんなふうにストレッチをし、前後、左右のバランスをどう整えていけばいいのか。このチェックでしっかり確認していきましょう。

20歩チェックをするさいの注意点がいくつかあります。

1

周囲に障害物がない部屋の中央部を立ち位置としましょう。

2

その場所に十字の目印をつけます。ガムテープ、セロハンテープなど、足底にその感覚が少ないものを選んで目印にしてください。

3

十字の真ん中に立って目を閉じたらスタート、20歩声に出して数えながら足踏みをし、目を開けます。

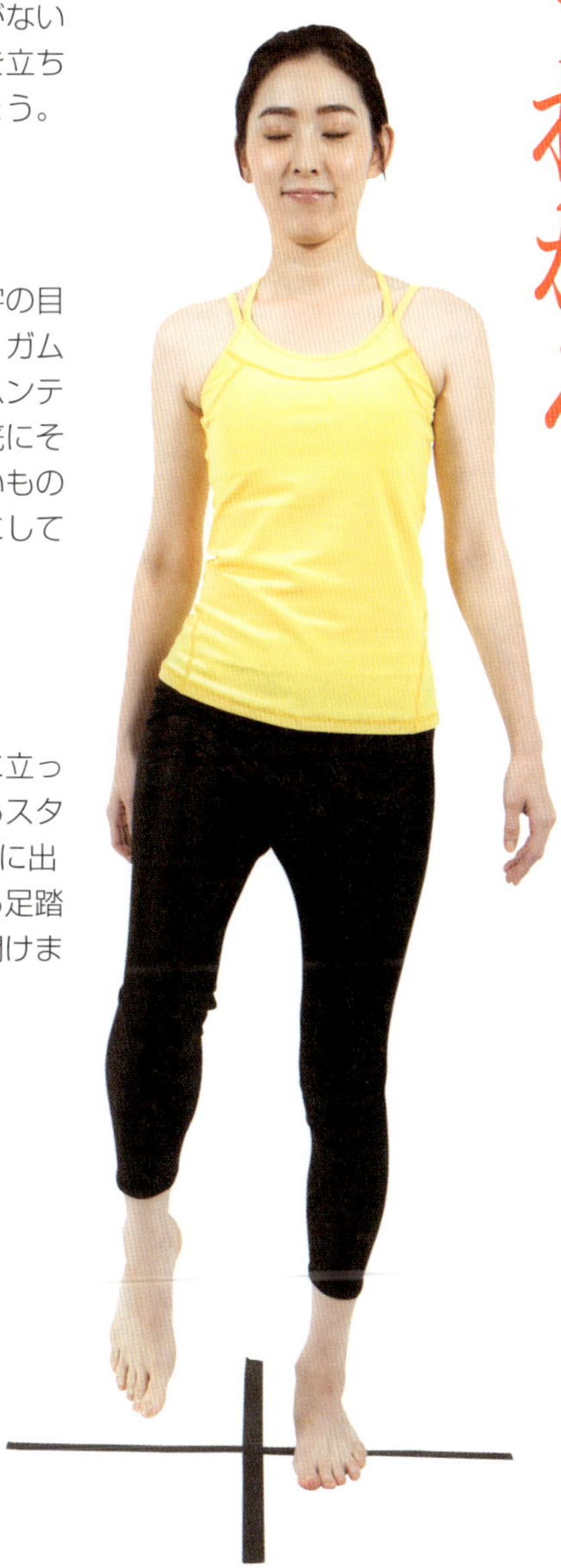

あなたはどの地点にいる？

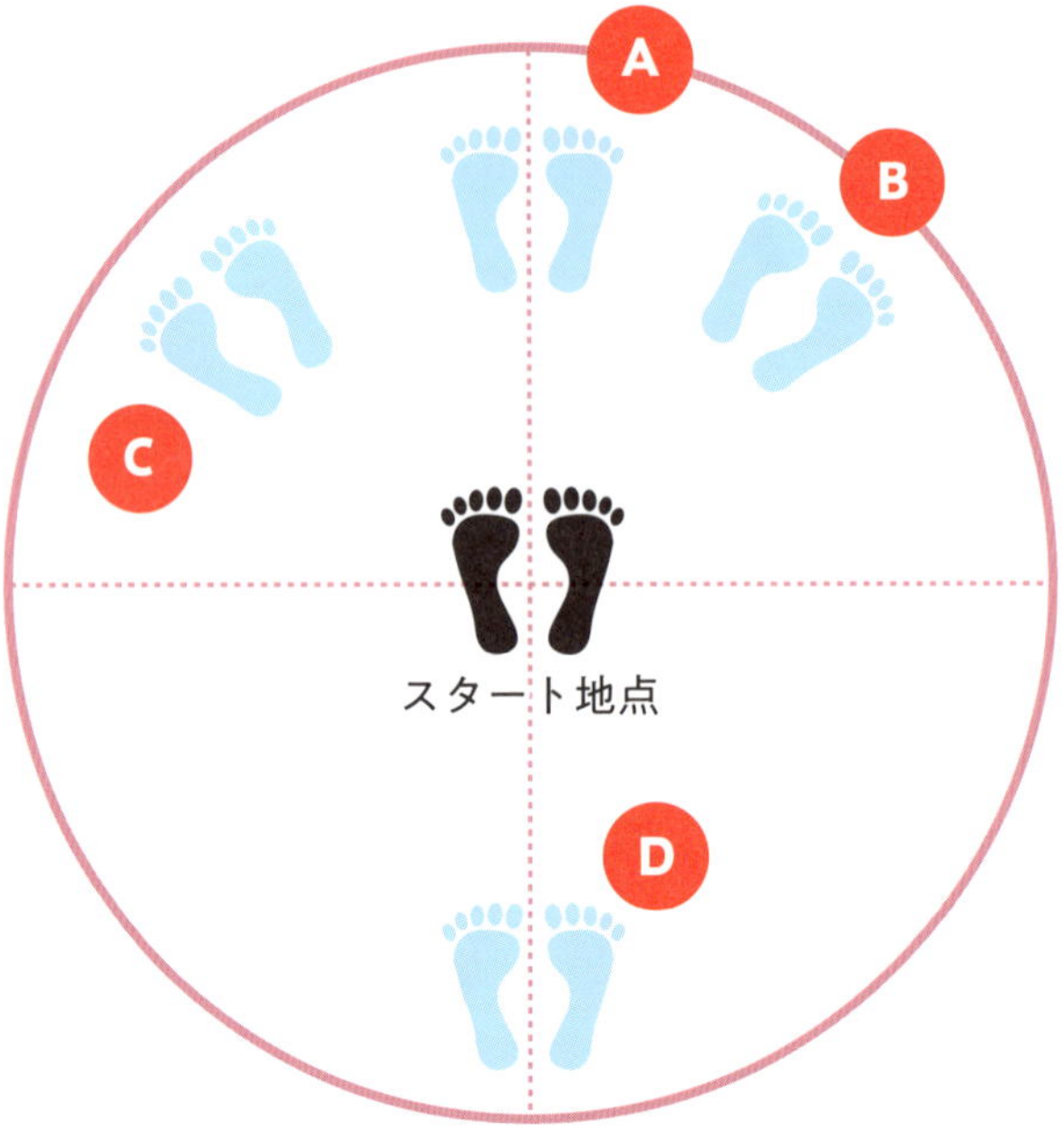

A スタート地点からほぼ前方に着地点があります。足の向きはまっすぐか、左右に少しだけ傾いた状態です。

B スタート地点より右ななめ前に着地点があります。足の向きはまっすぐか、左右に少しだけ傾いた状態です。

C スタート地点より左ななめ前に着地点があります。足の向きはまっすぐか、左右に少しだけ傾いた状態です。

D スタート地点からほぼ後方に着地点があります。足の向きはまっすぐか、左右に少しだけ傾いた状態です。

あなたの股関節を診断

A

（前方）
前かがみタイプ

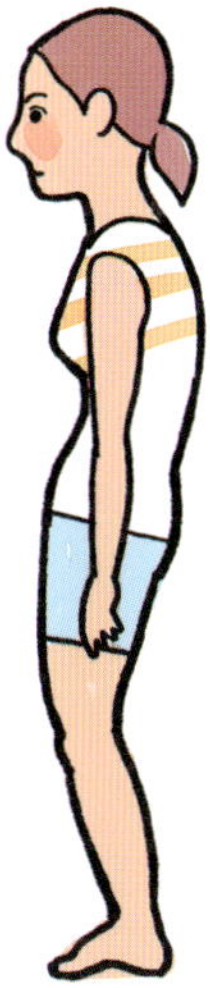

首が前に出て、上半身が前かがみになる、いわゆる猫背の人は、最終的な足位置がここになります。骨盤が前傾しているために、腰と太ももで歩くのが特徴です。

B

（右斜め前方）
左重心タイプ

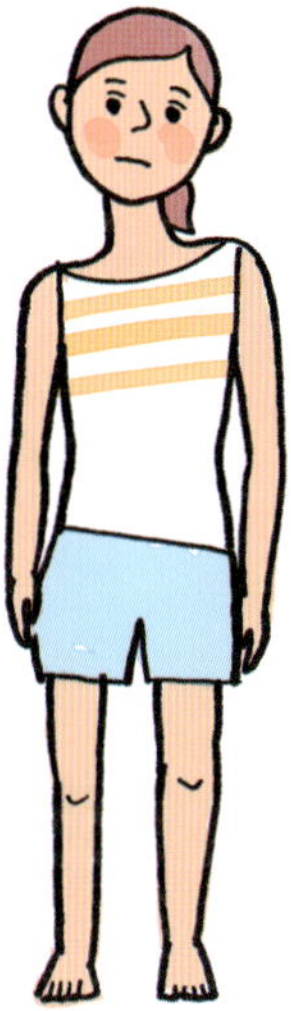

左脚に重心が強くかかるため、最終着地の足の位置が右側に傾いています。左脚に力が入りやすく、左股関節が硬くなっていて太ももが太くなってしまうのがこのタイプです。

C

（左斜め前方）
右重心タイプ

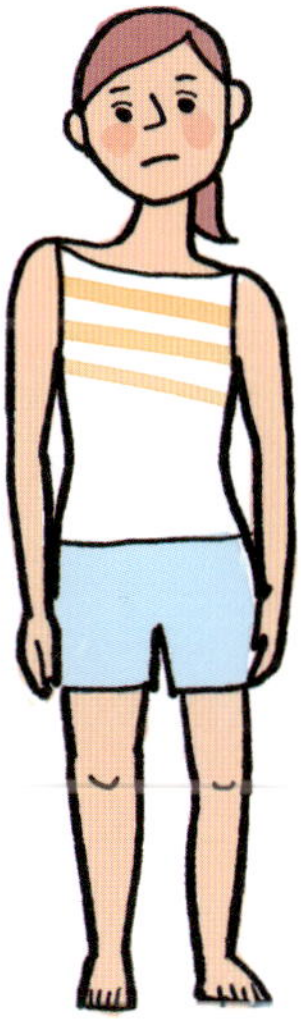

右脚に重心が強くかかっています。右脚の股関節が硬くなって動きが悪く、太ももが硬く、太くなっています。左右どちらかの脚に重心がかかる場合は、腰（骨盤）への力の入り方にも影響します。

D

（後方）
うしろ反りタイプ

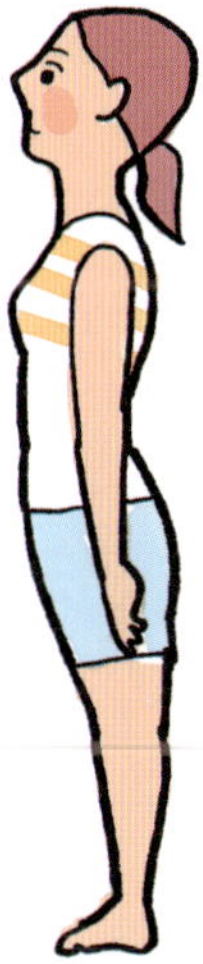

背中のSカーブの反り返りがひどく、その反り返りでからだのバランスをとりがち。骨盤が前傾または後傾していて、あごが上がっているのが特徴です。ひざ裏の筋肉が弱く、ひざが曲がりがちです。

COLUMN

股関節ストレッチの注意点

＼注意！／

1 足指・足首から始める

股関節が硬い人は足指・足首のストレッチから始めてください。脚の関節は連動し合っています。からまった糸を末端からほぐすように足先から始めると、よくほぐれるのです。

＼注意！／

2 ゴロ寝・座りのストレッチから始める

体重が重い人、太っている人は、上半身の重みが股関節にかからないゴロ寝・座りのストレッチから始めましょう。股関節がほぐれたら徐々に立ちのストレッチに挑戦します。

＼注意！／

3 歪みのあるほうを少しだけ多く

「20歩チェック」で大きく右か左に動いてしまった人は、診断結果を確認し、硬い側をほぐすストレッチを少し長めにしてみましょう。ムリせずゆっくりとほぐしていきます。

＼注意！／

4 ストレッチはムリせず少しずつ

疲れているときはムリせずほぐすストレッチを。痛みがあるとき、熱があるときは様子をみましょう。抗重力筋は急に鍛えるとつる場合があります。少しずつ続けてください。

もくじ

死ぬまで歩くには1日1分股関節を鍛えなさい

プロローグ 100歳まで歩ける体は股関節で決まる

《体験談》

CASE 01：1日1万歩も余裕。目標は100歳までウィンドウショッピング。（70歳）……06

CASE 02：人工股関節で歩きにくくなった脚も変わった！どんどん歩けるようになった。（90歳）……08

CASE 03：自分のことが自分でできる健康に感謝しています。（94歳）……10

CASE 04：気づいたら1万歩、歩くこともざら。ボランティアに勤しむ日々です。（80歳）……11

あなたの股関節はどうなっている？ …… 12
20歩チェックで股関節の状態がすぐわかる！ …… 13
［COLUMN］股関節ストレッチの注意点 …… 16

1 人は「股関節」から老ける——なぜ股関節が重要か解説します

股関節が歪むことは、寝たきりの第一歩 …… 24
よく転ぶ人は股関節がズレている …… 26
股関節が悪い人は視野が狭い …… 28
そもそも股関節の役割って何？ …… 30
なぜ股関節が歪むのか、痛むのか …… 32
股関節を鍛えずして長時間歩いてはいけない …… 34
股関節が歪むと神経伝達が悪くなる理由 …… 36
股関節が正しいとぐっすり眠れる …… 38
こころの病気と股関節の関係 …… 40

血行の悪さの原因は股関節のズレにあった …… 42
内臓を痛めない筋肉づくりは股関節にあり …… 44
股関節がやわらかい人は歩くのも疲れない …… 46
股関節をいったいどうやって鍛えるか？ …… 48
股関節が硬い人、痛む人は、足の指からほぐしなさい …… 50
足・脚のトラブルは股関節でなおる …… 52
若々しい見た目の決め手は股関節 …… 54
江戸時代の日本人はなぜ長く歩けたのか？ …… 56
だから股関節ストレッチで元気になる！ …… 58
股関節ウォーキングで100歳まで歩ける！ …… 60
1日1分でもOK！ 続けることが大事 …… 62

2 実践！ 股関節ストレッチ――1日1分からはじめよう

股関節ストレッチの進め方 …… 64

グーグー・パタパタ体操……66
1・2・3・4グーグー体操……68
開脚でグーグー・パタパタ体操……70
グーンでグーグー・パタパタ体操……72
クルクル体操……74
股関節ほぐし①……76
股関節ほぐし②……78
股関節まわし……80
ひざ振り①……84
ひざ振り②……86
内脚伸ばし……88
股関節スクワット……90
補助運動① 前肩なおし……92
補助運動② うで伸ばし……94
補助運動③ うで下げ……96

❸ 実践！股関節ウォーキング――いくら歩いても疲れない！転ばない！

股関節ウォーキングなら疲れない。転ばない。…… 98
正しい歩き方は5度内股 …… 100
一直線歩き、開脚歩きをしてはいけない …… 102
あなたの歩き方のクセを判定します …… 104
実践 股関節ウォーキング …… 106
股関節ウォーキングを体得するコツ …… 108
練習 ① かかと上げ歩き
練習 ② 腰かがめ歩き（前歩き）
練習 ③ 腰かがめ歩き（後ろ歩き）
【COLUMN】股関節ウォーキング Q＆A …… 112

❹ 股関節を歪ませない新習慣 ――100歳まで歩ける体をつくるコツ

毎日の習慣が寝たきりにならない体をつくる …… 114
しっかりよく動く脚・足づくり …… 115
肩・背中の丸まりをとる …… 116
下半身の血流をよくする …… 118
硬くなりがちな手足の甲をほぐす …… 120
頭皮マッサージで思考をクリアに …… 122
股関節にいい疲れない座り方 …… 123
股関節にいい朝・晩のちょっとした習慣 …… 124
笑顔、あいさつ、おしゃべりのすすめ …… 125
若返りを助ける首にまつわる新習慣 …… 126
花を育てる、モノを片付ける…動く習慣づくりを …… 127

1 人は「股関節」から老ける

――なぜ股関節が重要か解説します

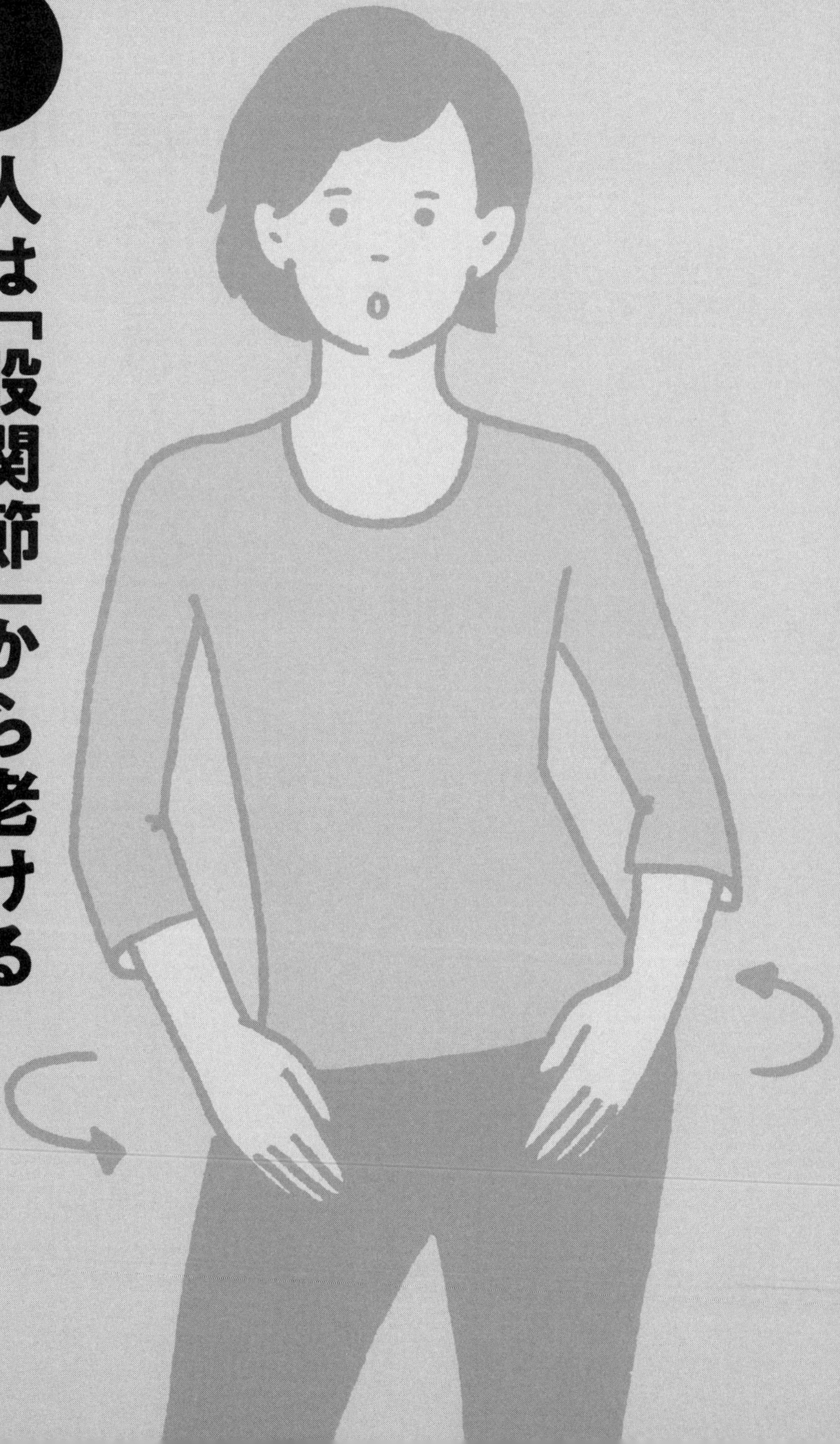

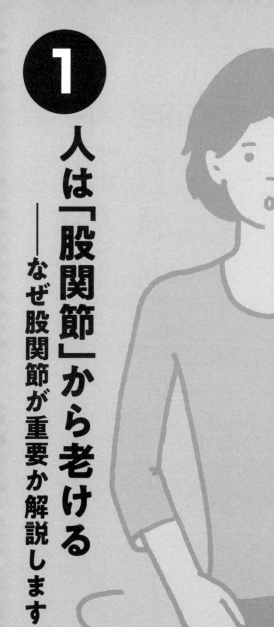

股関節が歪むことは、寝たきりの第一歩

人生100年時代のいま、50代、60代、70代以降をどうすごしていくかが、大切なテーマになっています。元気で明るく、楽しく充実している日々が理想的なすごし方ではありませんか？　それを実現するための基本条件は、何歳になっても、もっといえば、**死ぬまで〝自分の足で歩ける〟**ということでしょう。

車椅子が必要になったり、寝たきりになってしまったら、理想を実現することはできません。ここにとても興味深いデータがあります。厚生労働省の統計で、寝たきりの原因の約30%が、骨折・転倒、関節疾患、高齢による衰弱と運動機能の低下というもの。ですから、いつまでも骨折・転倒しない、関節疾患にならない、衰弱しない「からだ」をキープすることが、寝たきりにならないための重要なポイントなのです。

その**カギを握っているのが「股関節」**。股関節はからだのすべての関節と連動して

寝たきりの原因は？

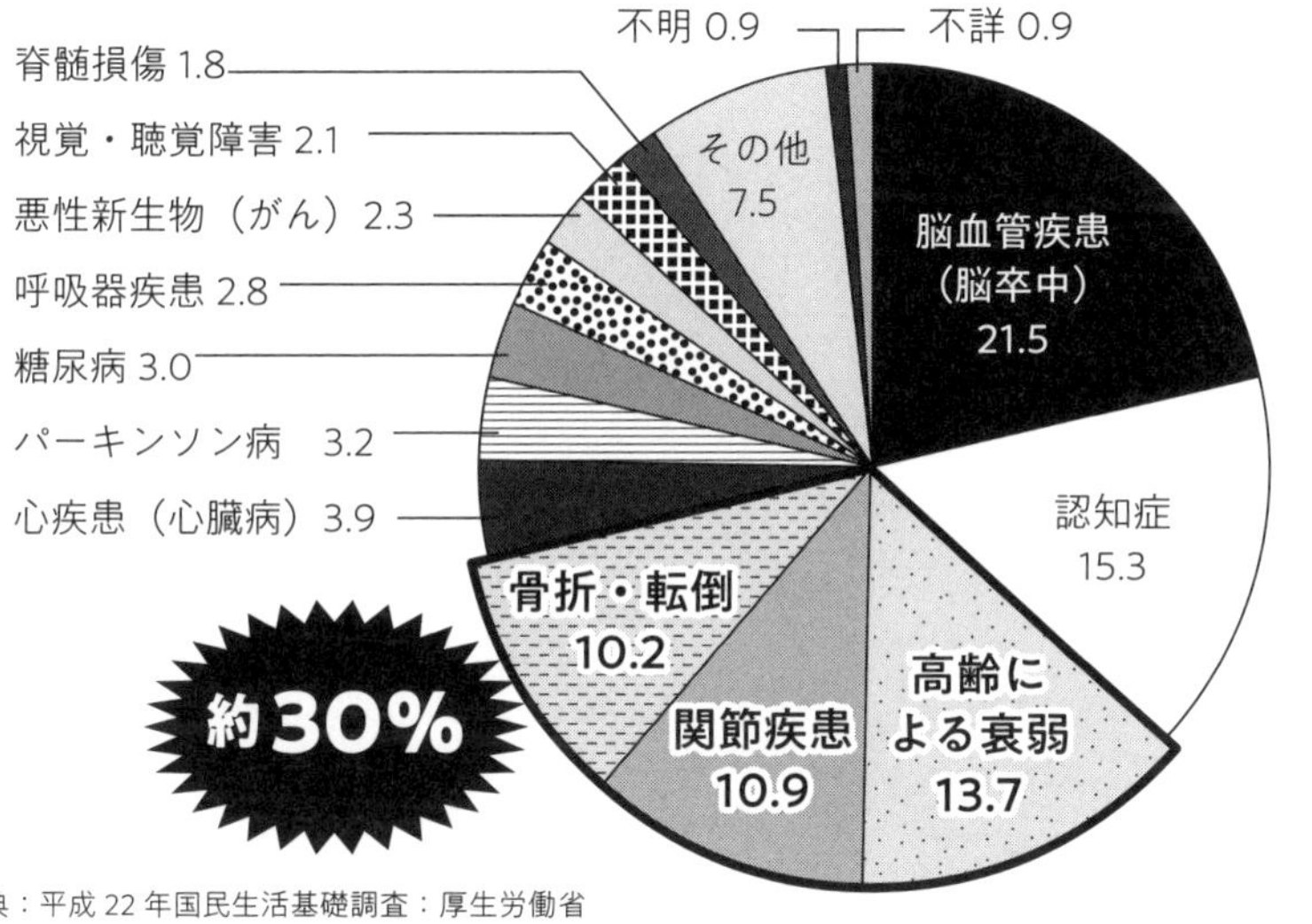

出典：平成22年国民生活基礎調査：厚生労働省

います。いい方を換えれば、すべての関節の状態を左右しているのが股関節なのです。

関節は骨とつながっていますし、骨の周辺にはたくさんの筋肉があります。**股関節に歪みが起きると、ほかの関節も詰まって正しくはたらかなくなります。**

それは、関節を痛める原因になりますし、骨のズレや筋肉のねじれにもつながり、骨の周辺の筋肉の衰えにもつながります。筋肉が弾力を失って硬くなったり、十分に伸縮しなくなったりするのです。その結果、からだはバランスが悪くなる。バランスが悪くなれば、転びやすくなりますし、骨折する危険も増すことになるのです。

股関節の歪みはその第一歩。まず、そのことをしっかり頭に入れてください。

よく転ぶ人は股関節がズレている

「最近、足がもつれて躓《つまず》きそうになることが多くて……」

よくこんな声を聞きます。もちろん、加齢とともに筋肉は弱ってきますから、それも原因ですが、もっとも**根本的な原因は、からだのバランスの崩れ**です。

バランスの悪さは姿勢を見れば一目瞭然です。特徴をあげてみましょう。頭の位置が下がっている。首、肩が前に傾いている（いわゆるねこ背体型）。ひざが曲がっている……。さあ、みなさんも、全身が映る鏡で姿勢のチェックをしてみてください。

ふだんから転びやすいと感じている人は、「あっ、ズバリ、当てはまっている！」と思うはずです。頭が下がり、首、肩が前に傾いた姿勢では、上半身の重みがつねに前方にかかっていますから、ちょっと躓いただけでも、転んでしまいます。しかも、ひざが曲がっていると、上半身の重みを下半身でうまく受けとめることができません。

これも転びやすさに拍車をかけています。

「でも、いまさらどうにもならないのでは？」

そう考える人が少なくないかもしれませんね。大丈夫です。からだのバランスが悪くなっている**原因の〝大元〟。それが、股関節の歪み・ズレ**です。

股関節は骨盤を支えていますから、そこに歪みやズレが起きると、骨盤が歪んでしまいます。骨盤は背骨と連動しています。そのため、骨盤が歪めば、背骨から頭までの骨格にも歪みが生じ、いま説明した転びやすい姿勢になってしまうのです。

もう一度確認しましょう。原因の大元は股関節の歪み、ズレにあり、です。解決策が見えてきました。そう、股関節にはたらきかけ、正しい状態に戻し、そのうえで鍛えていく。その一点に注力すればいいのです。

それならできそうだと思いませんか？　いえ、どなたにでもできます。第2章で紹介する1分間のストレッチで、股関節は正しく整い、骨格の歪みがなくなり、前方に傾いていた上半身はしなやかに上へと伸びて、真っ直ぐに伸びた首で頭の重みをしっかり支えられるようになります。

転びにくい姿勢、バランスのとれたからだへの変身です。

股関節が悪い人は視野が狭い

股関節と姿勢の関係をもう少し詳しく見ていきましょう。

前項でお話ししたように、**股関節の歪み、ズレは骨盤に連動**します。具体的には骨盤が前に傾くか、後ろに傾くか、です。それぞれどんな姿勢になっているでしょうか。

骨盤が前傾すると、背中のS字カーブが深くなります。その結果、お尻が出た姿勢になるのです。一方、後ろに傾いた場合は、上半身が後方に傾き、それを正そうとして、背中と肩が丸まるのです。じつはこうした姿勢が、意外なところに影響をおよぼしています。視野が狭くなる。これも転びやすさの原因です。

広い視野ならキャッチできる情報がキャッチできなくなるわけですから、それはそのまま、転倒の危険につながります。また、股関節がズレているということは、体幹がしっかりしていないということです。するとバランス感覚が悪くなるのです。一歩前に踏み出す足をどこに着地させるか、その感覚がおぼつかなくなってしまうのです。

　おそらく、みなさんは、股関節の〝影響力〟の大きさに驚かれているのではないでしょうか。しかし、わたしがこれまでサロンで拝見してきたたくさんの事例が、そのことを証明しています。

　視界の狭さやふらつきなど、老化現象だからしかたがないと思い込んでいることの多くは、股関節を整えることで解消できるのです。

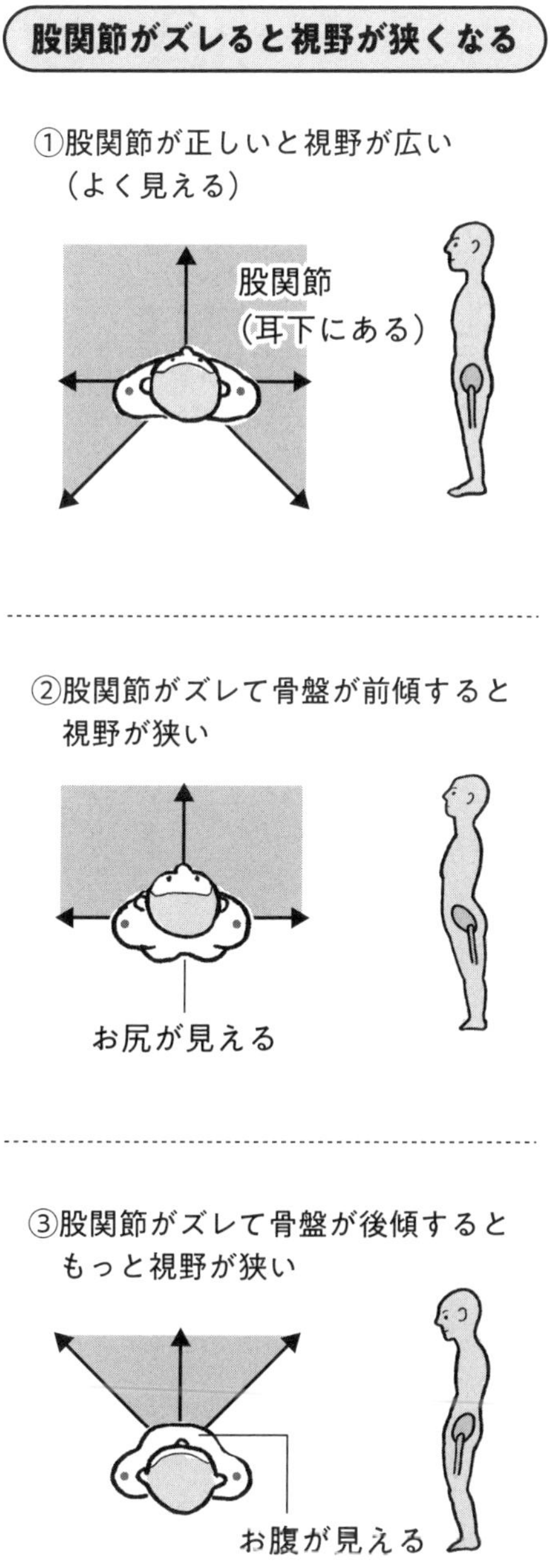

股関節がズレると視野が狭くなる
①股関節が正しいと視野が広い
（よく見える）
股関節
（耳下にある）
②股関節がズレて骨盤が前傾すると
視野が狭い
お尻が見える
③股関節がズレて骨盤が後傾すると
もっと視野が狭い
お腹が見える

そもそも股関節の役割って何？

ここで股関節がどんな役割を担っているかを説明しましょう。**上半身と下半身をつないでいる。それが股関節のもっとも重要な役割です。**たとえていえば、上半身は2階建ての家の2階部分、下半身は1階部分です。両者をジョイントしているのが股関節。そこに狂いが生じたら、1階部分には必要以上の負担がかかりますし、2階部分は安定しません。ジョイントである股関節が正しく整っていてこそ、建物、つまり、からだはバランスを保つことができるのです。

股関節は上部が骨盤と下部が脚の骨（大腿骨《だいたいこつ》）とつながっています。股関節が歪むと、骨盤を構成している腸骨《ちょうこつ》、座骨《ざこつ》、仙骨《せんこつ》、恥骨《ちこつ》、尾骨《びこつ》にもズレが生じてしまいます。すると、腸骨と仙骨をつなぐ仙腸関節も歪み、骨盤が横に広がってしまったり、前や後ろにズレたりしてしまうのです。また、左右の骨盤の高さもズレて脚の長さも違っ

股関節は上半身と下半身をつなぐ要

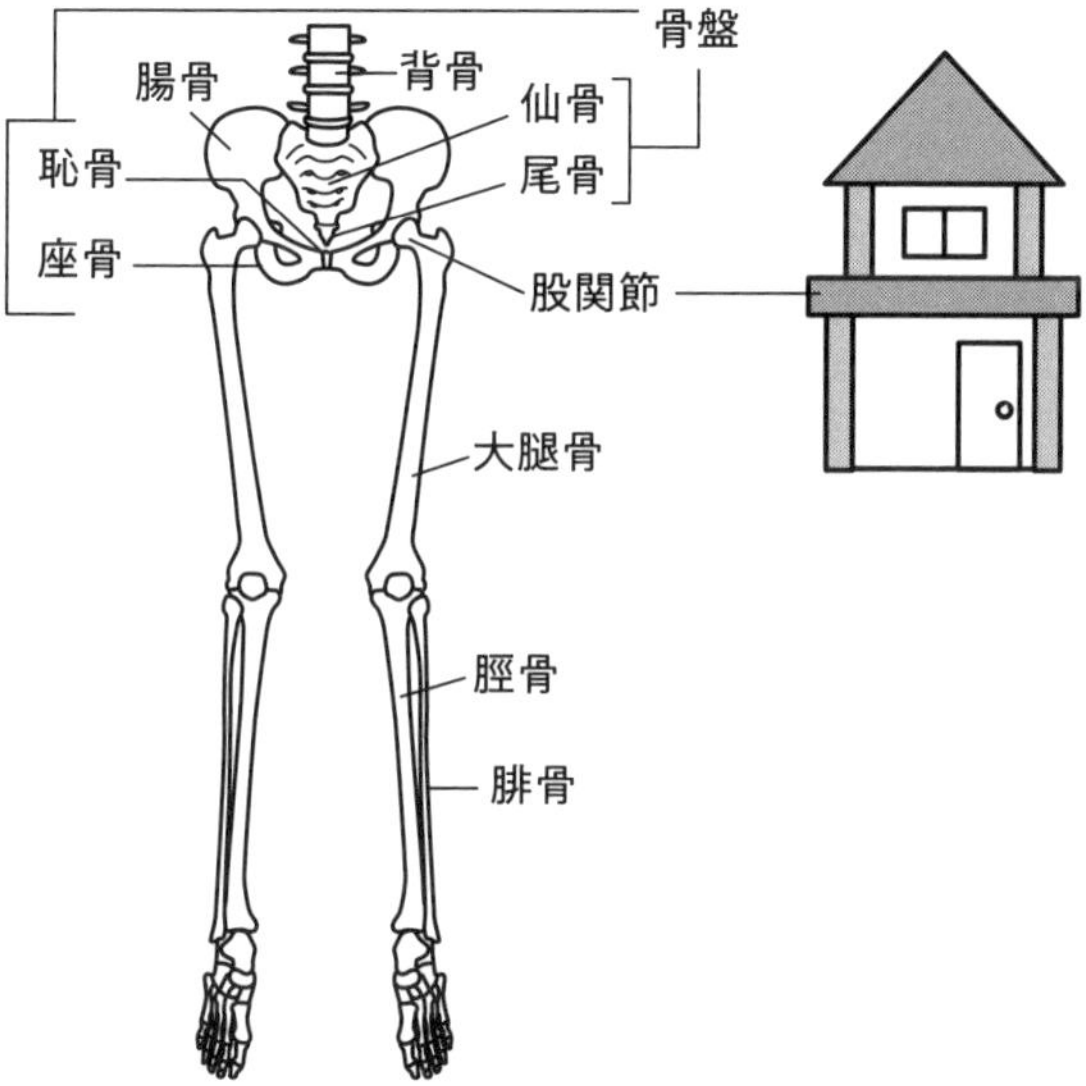

てきます。すっきりと引き締まった骨盤であるためには、**股関節に歪みやズレがなく、正しく整っていることが不可欠**なのです。

骨盤の中央からは背骨が伸びています。ですから、骨盤に歪みや傾きがあると、背骨もその影響を受け、きれいなS字カーブを描けず、猫背や側《そく》彎症《わんしょう》の原因になりますし、下半身に目を転じれば、股関節の歪みで大腿骨まわりの筋肉のねじれが起こります。ねじれは大腿骨からひざ関節でつながっているすねやふくらはぎの骨（脛骨《けいこつ》、腓骨《ひこつ》）にも連鎖していきます。ひざが曲がってO脚の原因になったりするわけです。

からだという建物の要となるのが、ジョイント部分の股関節。建物崩壊、つまり**寝たきりにならないために、いかに股関節が重要か**おわかりいただけるでしょう。

なぜ股関節が歪むのか、痛むのか

からだをいいバランスに保つ要でもある**股関節は、じつは歪みやすい**という〝難点〟をもっています。みなさんは頭がどのくらいの重さか知っていますか？　成人では体重の10％とされています。つまり、50kgの体重なら5kgですね。

これだけでも相当重い。さらに股関節は上半身を支えています。上半身には背骨や肋骨などの骨格があり、内臓もあります。それらの重量もグッとかかっているわけです。もちろん、その重量を受けとめるだけのパワーは備わっていますが、それも頭や背骨、肋骨、内臓などが正しい位置にあるという条件があってのことです。

頭の位置がズレて前かがみになっていたり、背骨のS字カーブが崩れていたり、つまり、**姿勢が悪いと、股関節にかかる負担は大きくなってしまいます。**

姿勢の悪さは内臓にも影響します。前かがみの姿勢になっていると、肺や胃や腸が下がってきてしまうのです。これも負担増の原因です。

筋肉の問題もあります。わたしたちのからだにはつねに重力がかかっています。重力は下への圧力ですから、骨格も内臓も下げようとする方向ではたらきます。それに抵抗しているのが、重力に抗《あらが》う**〝抗重力筋〟**という筋肉群です。

抗重力筋は縦に伸びるしなやかな筋肉で、上半身にも下半身にもあります。この筋肉が骨格や内臓を正しい位置に保つはたらきをしているのです。表現を換えれば、バランスのいい姿勢を保つためにはたらいている筋肉といっていいでしょう。

姿勢が悪いと、この抗重力筋がうまく使えません。筋肉は使わないと衰えます。しなやかさを失い、硬くなってしまうのです。そのため、姿勢はさらに悪くなり、抗重力筋はますます衰える、という悪循環に陥るのです。そうしたことが相まって、股関節への負担は増し、歪みの原因となります。

歪んだからといって、股関節がその役割を免除されるわけではありません。**歪んだ状態で重みを支えなければならない**のです。結果は明らかですね。いつかは悲鳴をあげることになる。すなわち、痛みが出てくるのです。

痛みがあってもその程度に合わせ、無理をせず、股関節を整え、鍛えることはできます。そんなストレッチも本書で紹介しています。ぜひ、トライしてください。

長時間歩いてはいけない股関節を鍛えずして

ウォーキングブームは相変わらずつづいています。歩くことによって健康を求める人は多いのでしょう。みなさんのなかにも、すでにウォーキングにとり組んでいる人、これからはじめようとしている人が少なくないのではありませんか？

その心意気は大歓迎、素敵です。でも、ちょっと待ってください。闇雲に歩いていれば、一生歩くことができるようになる、とは残念ながらいえないのです。

もし、股関節が歪んでいたら？　股関節にはもちろん、下半身にも余計な負担がかかっています。**歩くことは、筋肉や骨にいい刺激を与えることですが、その反面、脚の関節に負担を強いることでもある**のです。さらに、歩き方によっては、股関節やひざ関節、足首関節のどこかに強く負担がかかり、痛めてしまう可能性があります。

たとえば、アスリートは、正しいフォームでトレーニングをするから、パフォーマンス（能力）が上がるのです。間違ったフォームで激しいトレーニングをしたら、逆にパフォーマンスは下がってしまうでしょうし、関節や筋肉を痛めることにもなります。

歩くことも同じです。**股関節が歪んだままで歩くことは、アスリートが間違ったフォームでトレーニングをすることに等しい**のです。一生歩けるからだになるどころか、歩けなくなる可能性が大きい、といわねばなりません。

実際に歩いている高齢者のなかには、腕でこぐようにして、前屈みになってからだを前に運んでいる人がいます。なぜ、あのような〝フォーム〟になるのでしょう。

足が自然に前に出ないからです。それを補うために、首が前に出て、肩や腕でこぐようにして前に進んでいるのです。その歩き方では、当然、重心は前のめりになりますから、転ぶ危険も大きいのです。長時間歩けば、疲労も蓄積されます。

大切なのは、まず、股関節の歪みをなくし、正しい位置に戻すことです。そして、そこから鍛えていく。歩くのはそれからです。**股関節が整ったら、歩く動作もスムーズに**なりますし、筋肉にも骨にもいい刺激が伝わります。

一生歩けるからだづくりの効果もメキメキ上がります。みなさん、くれぐれも〝順番（股関節を鍛える→歩く）〟を間違えないでくださいね。

股関節が歪むと神経伝達が悪くなる理由

わたしたちのからだには、神経が網の目のように張りめぐらされています。そのはたらきは情報の伝達です。脳からの指令（情報）を中枢神経を介して末梢神経が受けとり、それをからだの各部分に伝達します。そのしくみによってからだが動くのです。たとえば、歩くという〝動き〟についていえば、脳から送られた「足を前に出しなさい」という情報を末梢神経の1つである運動神経が受けとり、それが伝達されて、足の筋肉（骨格筋）がその動きをするわけです。

わかりにくいですね。大雑把にいいましょう。要は**神経伝達がスムーズにおこなわれれば、動きもスムーズになる**ということです。

股関節はこの神経伝達とも密接にかかわっています。**股関節には神経の束が通っています。**そのため、神経伝達の速度はその状態に左右されるのです。

股関節に歪みやズレがあると、周辺の筋肉がねじれたり、硬くなったりします。それが神経伝達を鈍らせとどこおらせます。つまり、動きが鈍くなってしまうのです。

具体的なケースをあげましょう。歩いていて、目の前に障害物があるのがわかったとします。そこで、「それをよけなさい」という情報が発信されるわけです。伝達速度が速ければ、難なくよけることができますが、**伝達速度が遅いと、からだの動きが間に合わなくなります。**その結果、障害物にぶつかったり、躓いたりといったことが起こるのです。高齢者に転倒やそれにともなう骨折が多いのは、神経伝達が遅くなっていることも、大きく関係していると思います。

股関節の歪みやズレがなくなれば、周辺の筋肉も弾力やしなやかさをとり戻します。そのことによって、それまでとどこおっていた神経の通りが、格段によくなるのです。**情報の伝達が速くなれば、動きもよくなる。思ったとおりの動きができるようになる、**といってもいいでしょう。

これは歩くうえでの必須条件ではないでしょうか。歩くコースには何があるかわかりませんし、突発的なことが起こらないともかぎりません。そんなとき、危険を回避するためには、〝思うように動ける〟ことが求められます。

歩く前の準備として、神経伝達のレベルアップは重要です。

股関節が正しいとぐっすり眠れる

テレビを見ながら、電車のなかで、本を読みながら……気づかないうちにうつらうつら居眠りしている。そんな経験があるという人が少なくないのではないでしょうか。じつは**居眠りは股関節に影響を与えます**。眠ると筋肉は弛緩します。ですから、座りながら眠ると、だらんと下がった上半身の重みが股関節にかかり、骨と骨のあいだが狭まり、詰まりや歪みを促すのです。

関節に問題があるということは、腕や脚の動く範囲（可動域）が狭くなったり、動きに無理が出てくるということです。そのぶん筋肉にも負担がかかりますから、血流やリンパの流れが悪くなり疲れがたまってくるのです。

そのツケは夜にまわってきます。昼間の居眠りのせいで、布団に入ってもなかなか寝つかれない、眠りが浅いということになるわけです。

昼間は立ち姿勢や座った姿勢でいますから、からだはいつも重力を受け、関節を詰まらせたり歪ませたりしています。その重力から解放されるのが、夜、横になって眠っているときです。副交感神経の働きでリラックスし、**全身の関節や筋肉もゆるんで休息できる**のです。とくにいちばん大きな関節で、随一のはたらき者でもある股関節にはこの休息が大事です。

眠りが浅いと、眠っている間の副交感神経のはたらきが悪く、十分な寝返りができず、歪んだ関節や筋肉を元に戻すことができません。**寝返りできないからだは、からだの歪みをリセットできず、疲れがとれない**のです。これがまた、昼間の居眠りの引き金になりますから、悪循環の最たるものといっていいでしょう。

どうにも居眠りしてしまう人は、居眠りに気づいたら5分から15分間、横になりましょう。また、朝早起きの人は、90分間、横になって昼寝をとり、股関節ストレッチを1分間しっかりおこないましょう。すると、**全身の関節、骨、筋肉も正され、動きやすいからだになりますから、疲れ方がまったく違ってきます。**昼間に眠くなることもなくなり、夜はほどよい疲労感が快適な眠りに誘ってくれます。

こころの病気と股関節の関係

股関節はこころにも影響を与えている。そういったら、「？？？」と首を傾げる人が多いかもしれません。解説しましょう。股関節にズレなどがあると、からだは前かがみの悪い姿勢になります。

その姿勢で日常生活を送ることで、内臓が圧迫されて下がってきてしまうのです。押さえつけられた肺では呼吸が浅くなって、十分な空気がとり込めないことにもなります。酸素は細胞のエネルギー源ですから、それが不足すれば、**疲れやすくなったり、集中力がつづかなくなったりする**のです。

胃や腸が圧迫されれば、消化吸収のはたらきが悪くなります。便秘や下痢になり、栄養状態も悪くなりますから、元気、活力が低下することにもなってきます。

さあ、考えてみてください。疲れやすく、集中力が持続せず、便秘、下痢があって、元気、活力が出ない……。毎日がそんな状態だったら？　大きなストレスを感じることにならないでしょうか。ストレスはこころの問題です。いかがですか、股関節はこころともつながっているではありませんか。

ストレスは自律神経失調症や更年期障害の原因にもなります。更年期障害は、閉経後、エストロゲンという女性ホルモンが不足し、ホルモンバランスが崩れることによって起きるとされていますが、ストレスも見逃せません。また、倦怠感《けんたいかん》、不安、眠気、憂うつ感……など両者に共通する症状も少なくありません。

股関節ストレッチは、こうしたこころの病気の改善を直接的にめざすものではありませんが、健康的なからだづくりなど別の目的で**ストレッチにとり組んでいたら、こころの症状もすっかり消えたという例はとても多い**のです。

「股関節が整う→内臓下垂が解消する→ストレスがなくなる（軽くなる）」という図式からすれば、当然の結果といえるのですが、それを実感されたみなさんは、「思ってもいなかったうれしい変化」と受けとめているようです。

こころが沈んでいたり、塞《ふさ》いでいたりしたら、歩こうという気持ちにはなれません。すっきり軽く、晴れ晴れとしたこころであってこそ、力強い一歩が踏み出せるのです。

股関節を正し、鍛えて、そんな明るく気持ちのいい一歩を踏み出してください。

血行の悪さの原因は股関節のズレにあった

わたしたちの全身をめぐっている**血液やリンパの〝関所〟にあたるのが股関節**です。その関所をスムーズに通過できるかどうか。それが血行やリンパの流れの状態を決めます。股関節にズレがあったら、その部分の筋肉にねじれが起こります。これは、関所で足止めされるようなものですから、当然、血行は悪くなります。

血行の悪さは冷えにつながります。それを解消するのが股関節ストレッチです。実際、ストレッチをしたみなさんが、まず、おっしゃるのがこんなひと言なのです。

「からだがぽかぽかしてきました！」

股関節がほぐれ、筋肉のねじれがとれて、血液がドッと流れたため、からだがあたたまってくるのです。冷えに悩む人は男女を問わず、増えています。冷えは、頭痛、肩こり、だるさ、腰痛などたくさんの症状の原因になります。「風邪は万病のもと」

という表現がありますが、いまや、「冷えは万病のもと」ともいえるでしょう。

冷えということでいえば、いま、わたしが注目しているのがリウマチです。手足の関節が腫れてこわばり、動かさなくても激しく痛む。リウマチはやっかいな病気です。しかし、その原因はよくわかっていないのが実情です。

免疫系に異常が起こっているのはたしかなようですが、血行の悪さからくる冷えも関係しているのではないかと思います。

サロンに初めていらっしゃる高齢の方のなかには、リウマチのように手の指が曲がってしまっている、というケースがまま見られます。

ところが、**ストレッチで股関節をほぐすと、指の曲がりだけでなく、手の甲やシミや乾燥による手荒れ、指先から手首にかけての血行障害（赤身変色）などが改善する**のです。まだ、データが十分とはいえませんが、おそらく、冷えがなくなったことが、深くかかわっていると思われます。

冷えがなくなったということは、指の関節まわりの血行がよくなり、詰まっていた指の関節が広がったということです。その結果、固まっていた関節まわりの筋肉もほぐれて、曲がっていた指も伸びるようになるのではないでしょうか。

股関節のズレを正すと、全身の血行にまで効果は波及するのです。

内臓を痛めない筋肉づくりは股関節にあり

悪い姿勢、前かがみの姿勢は、肺や胃腸などの内臓を圧迫して下げ、内臓の機能低下につながります。ですから、内臓を引き上げて正しい位置に戻すことが大切です。

ここでもポイントになるのは股関節です。**股関節を整えることで、内臓を正しい位置にキープすることができる**のです。内臓の位置とかかわっているのは筋肉、正確にいえば、抗重力筋といわれる、重力に対抗して縦に伸びる筋肉です。抗重力筋は、腹《ふく》直筋《ちょくきん》、腸腰筋《ちょうようきん》などがあげられますが、これらの筋肉の衰えが、内臓下垂に大きくかかわっています。**パワーを復活させるには、股関節の歪みやズレをとることが前提**です。

股関節が正しい位置にセットされると、詰まっていた背骨の椎骨《ついこつ》の間隔も広がり、抗重力筋がよく動くようになるのです。効率よく鍛えるには、よく動く状態、つまり、股関節、背骨が正しい状態にあることが不可欠です。

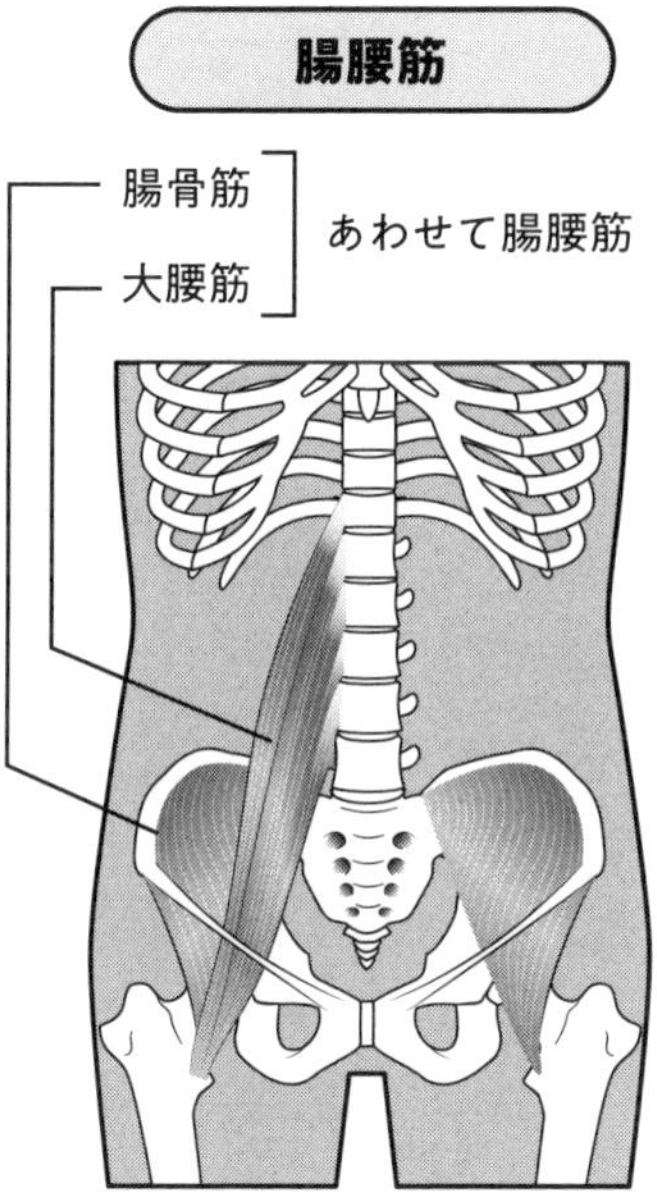
腸腰筋
腸骨筋
大腰筋
あわせて腸腰筋

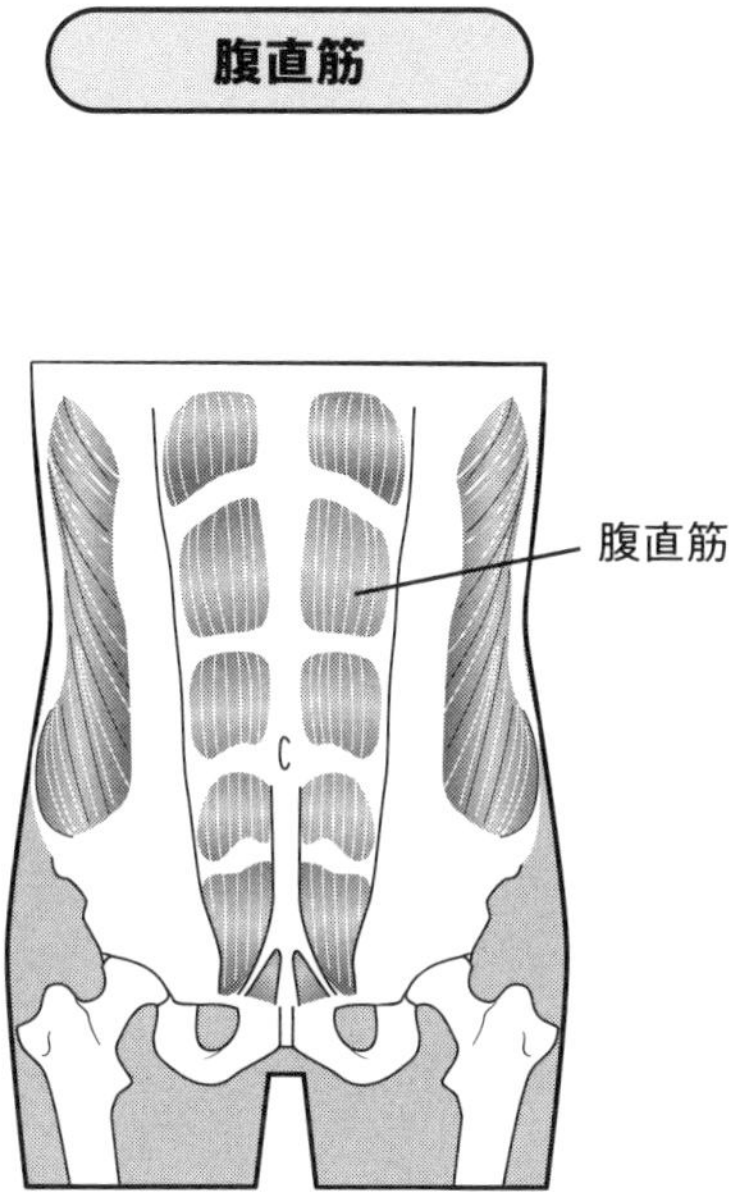
腹直筋
腹直筋

抗重力筋が十分にはたらくことで、内臓は本来あるべき位置に戻りますし、背骨が正しいS字カーブを描き、首が真っ直ぐに伸びたいい姿勢を保つこともできます。

歩くというと、どうしても下半身に意識が向きますが、姿勢のよさがとても重要です。**姿勢が悪いと、歩く効果が十分に得られない**ばかりか、転倒にもつながります。

「ウォーキングを始めたせいで、転んで骨折して、寝たきりになってしまった……」

オーバーではなく、そんな例はけっして珍しくはないのです。股関節を鍛えれば、下半身の骨格の歪みや曲がりがなくなります。そして、下半身の抗重力筋もしっかりはたらくようになり、足底の筋肉も鍛えられ軽やかに歩くことができるようになるのです。

股関節がやわらかい人は歩くのも疲れない

脚の一番太い骨は太ももの大腿骨です。その大腿骨と連結しているのが股関節。ですから、**股関節の状態は脚の動きに直接かかわってくる**のです。**股関節が硬ければ、脚の動きは悪くなりますし、柔軟なら、脚もよく動く**わけです。**股関節がどんな状態なのかは、歩き方を見ればわかります。**一度、みなさんのいまの歩き方を思い浮かべてみてください。

足の親指に力が入りすぎていませんか？　親指に力が入りすぎると、足の甲にも力が入ります。こういう方は、脳からの指令で、背中→腰→太もも前→すね→足の甲に神経伝達され、からだが重く下に下がり、靴音が重たく聞こえるような歩き方になるのです。

一方、親指以外の４本をまんべんなく使えると、甲ではなく足底（足の裏）に力が入ります。脚では後ろの筋肉、すなわち、ふくらはぎの筋肉、ひざの裏側の筋肉、太ももの裏側の筋肉が使われます。こちらは、靴音が立たず、**からだがふわっと浮き上がるような歩き方**になります。脚の裏側にあるのは抗重力筋です。それがからだを上に引き上げるようにはたらきますから、浮き上がるような歩き方になるのです。

さあ、股関節がやわらかいのはどちらか。説明するまでもないですね。もちろん、後者です。これは「能」や「狂言」に通じる、足をスーとするような足運び。足底で地面をしっかり認識できる歩き方です。つまり、ドタバタと歩かない。

日常生活では、それほど長い距離を歩くということはありませんから、歩き方の違いが意識されることはないでしょう。しかし、ウォーキングにとり組むとなると、歩き方の違いがはっきり〝体感〟できるはずです。同じ距離を歩いても、「もう、だめ。限界!」と感じるのは、前者の歩き方です。疲労感がズシリと堪《こた》えるのです。これでは、一念発起してウォーキングを始めたものの、すぐに音をあげることになりそう。

後者の歩き方では疲労度がまったく違います。**可動域が広いので難なく決めた距離を歩ききることができ**ますし、疲れが違うので歩ききったという達成感がウォーキングをつづけていこうというモチベーションにもなります。三日坊主で終わったのでは、もったいない。継続は力なり、ですよ。

股関節をいったいどうやって鍛えるか？

股関節を鍛えるといっても、イメージが湧かないかもしれません。ここでは、そこにスポットを当てて説明していくことにしましょう。

筋肉には大きく分けて2つの種類があります。からだの表面をおおっている「表層筋」とからだの深いところにある「深層筋」です。みなさんはインナーマッスルという言葉を聞いたことがありませんか？　そのインナーマッスルがまさに深層筋です。

表層筋はからだをガードする役割をしているため、厚くて頑丈な筋肉です。これに対して深層筋は、しなやかによく伸びる筋肉。また、その筋肉は骨とつながっていますが、そのつなぎ役が腱と呼ばれる繊維束のような強い筋肉です。**股関節を鍛えるには、この深層筋と腱にはたらきかけるアプローチ**が必要です。

表面には見えないだけに、深層筋や腱への意識はほとんどの人にはないと思います。

そこにスポットをあててストレッチをすることによって、可動域が広がります。神経伝達もよくなります。

つまり、股関節の可動域が広がれば、より〝いい（効果的な）歩き方〟ができますし、神経伝達が向上することも、歩くうえでのメリットになります。

すでにお話ししたように、股関節は大腿骨と骨盤をつなぐ関節。つまり**股関節を鍛えるとは、大腿骨と骨盤をつなぐ腱を鍛える**ということ。この**腱を伸び縮みしやすい、伸縮自在なものにする**ことが大切です。股関節が鍛えられた腱で守られると、骨盤も整い、上半身の深層筋に連動して、背骨のS字カーブが正されます。猫背にならない体幹ができあがるのもうれしい変化です。

背骨の椎骨の間隔が空いて、深層筋が伸びるようになると、上半身がすっきりしてきます。腰まわりやお腹まわりの深層筋は、その部分のダウンサイジングに一役も二役も買ってくれるでしょう。肩関節やひじの関節でも同じことが起こりますから、二の腕もシェイプアップされて手が長くなります。脚にはひざや足首にも関節がありま す。その周辺の筋肉が伸びることで、**関節のあいだが空き、脚も長くなる**のです。

もちろん、主目的は一生歩けるからだをつくっていくことですが、これらの変化が自然についてくるのですから、美容のためにも試す価値ありといえるのです。

股関節が硬い人、痛む人は、足の指からほぐしなさい

60代以降になると、からだのあちこちに痛みを抱える人が増えてきます。痛みのもとはさまざまですが、股関節やひざ、腰に痛みを感じる人も例外ではありません。そんな人は、おそらく、ウォーキングにとり組むことなど考えたこともないでしょう。だったら、いまから考えませんか？　あせらないで、楽しくウォーキングできるからだにすればいいのです。といっても、いきなり股関節にはたらきかけるのは無理があります。急がばまわれ。末端、つまり、**足の指先からほぐしていく**のです。

関節というのは、連動しているものです。実際、股関節がガチガチに硬い人、痛みを抱えている人には、わたしは足の指の関節ほぐしから指導します。そういう人はたいてい足の指の関節も動きが悪いのです。足指の関節がよく動くようになると、不思議と股関節の硬さもとれてきます。**足の指の関節にアプローチすることは、股関節を**

鍛えることにつながるのです。そして、指先の関節がよく動くようになったら、次は足首の関節、ひざ関節、そして、本丸の股関節のストレッチにつなげていきます。

こうして下半身を足の指先から整えていくと、驚くことに上半身の猫背や肩こり、頭痛まで改善します。足の指から少しずつ関節をほぐして関節まわりの筋肉を伸縮自在にすれば、年齢とともに、埋もれて太く短くなった首も出てきますし、顎まわりも細くなります。**人体の要の股関節を、足元から徐々に整えていく。これがリバウンドしないからだづくりの基本**です。

「なんだか時間がかかりそう。途中で挫折しないかしら?」

そう考える人がいるかもしれません。しかし、足指の関節をほぐす効果は、思ったよりも早く出てきますから、ぜひ試してほしいのです。足指の関節をゆるめ、筋肉をしなやかにするためのストレッチは、足首にも、ひざにも、股関節にも関連しているのです。**それぞれの動きが断然違ってくる**のを体感できるはずです。

なお、股関節の手術をした人にも末端からほぐしていくストレッチは有効です。手術をするとどうしても、「大事にしなければ……」という意識が強くなりますし、動かすことに恐怖心も出てくるものです。しかし、足指のストレッチなら、座ってでも、横になってでも、できます。これなら抵抗なくとり組めるのではないでしょうか。

足・脚のトラブルは股関節でなおる

外反母趾、巻き爪、ハンマートゥ、タコ、魚の目……足のトラブルに悩む女性は少なくありません。これらの原因は靴にあると思い込んでいる人は多いと思います。しかし、それは違います。もちろん、窮屈な靴でつねに圧迫されていたら、トラブルにもつながりますが、もっと**根本的な原因は姿勢と歩き方**にあるのです。

歩くときに前かがみの姿勢になっていると、足底の筋肉をうまく使うことができず、足の甲に力が入って親指にからだの重みがかかってしまいます。外反母趾《がいはんぼし》やタコの原因がこれです。爪が巻き貝のようになってしまう巻き爪や、指先全体が丸まってしまうハンマートゥは、重みが足底全体に分散されず、その部分に集中してかかっていることで起こります。その状態で靴に圧迫されるため、変形してしまうのです。

前かがみになっているのは、股関節に歪みやズレがあるからです。股関節を整えると、ひざや足首の関節も整ってきますから、からだの重みが一点に集中することなく、足底全体で均等に受けとめられるようになります。

また、**関節が整っていると、足底からふくらはぎや太ももの裏につながっている抗重力筋も使えるように**なります。これも足にかかる負担を軽減するポイント。股関節へのはたらきかけで姿勢が正しくなれば、足底でしっかり地面をとらえる歩き方ができるようになり、トラブルは改善していきます。

脚のむくみや静脈がふくらんでくる静脈瘤に悩む人も増えています。むくみも静脈瘤も血液やリンパの流れが悪くなってしまうことで起こります。**流れをとどこおらせるのは、やはり、股関節の歪みやズレ**です。

歪みは骨や筋肉にも連動して、骨がズレ、筋肉を硬くします。筋肉が硬くなれば、血液もリンパも流れが悪くなるのは当然。その停滞によって、慢性のむくみになったりするわけです。

静脈には逆流を防ぐための弁があって、血液が心臓に戻りやすくなっています。ところが、歩き方が悪いと、弁のはたらきも悪くなり、血管の血液がとどこおりやすくなります。そのため、血管がふくらんだり、赤紫色に見えたりするのです。これらも股関節を整えることで改善に向かいます。

若々しい見た目の決め手は股関節

いつまでも若々しくありたい。すべての人たちの願望でしょう。実際、60代、70代、いえ、80代になっても、若さを感じさせる人がいます。しかし、その一方には、実年齢より老けて見える人がいるのも事実。

この両者を分けるのは何でしょう。それは姿勢。**姿勢が〝見た目〟を決める**のです。前かがみのねこ背で、首も肩も前のめりになり、ひざも曲がっている。いつもそんな姿勢でいたら、見た目にも老いを感じさせるのではありませんか？

これに対して、**背筋がスッと伸び、首も肩も真っ直ぐで、ひざも曲がっていないという姿勢**なら、溌剌とした印象を与えますし、実年齢よりずっと若く見えるでしょう。

正しい姿勢、美しい姿勢であるためのカギを握っているのが股関節です。股関節に歪みやズレがなく、可動域が広くて動きがスムーズな人は、背骨を中心とした上半身の骨格も整っていて、下半身の骨が歪んだり、曲がったりすることもありません。

いつまでもバランスのとれた若さを感じさせる姿勢でいられるのです。もちろん、見た目だけではありません。筋肉にもしなやかさがありますし、血液やリンパの流れがとどこおることもない。からだ自体が若さを保っていられるのです。

さらにいいことがあります。血液の流れがよくなることで、からだの各部分への栄養がよくゆきわたります。**肌に必要な栄養も十分に供給されますから、肌つやがよくなり、シミやくすみも目立たなくなる**でしょう。

また、新陳代謝が活発になり、からだのなかの毒素のデトックスも効果的におこなわれて、色白になることも、サロンにいらしたみなさんが、どんどん証明してくださっています。**股関節は美肌とも深くかかわっている**のです。髪にもいいことが起こります。髪はとくに女性にとって大切な美のポイントです。しかし、年を重ねると、

「もう、こんな年齢だし、抜け毛が増えるのも、潤いがなくなるのもしかたがない」

と考えてしまう人が多いのではありませんか？　すぐ、考えをあらためましょう。

髪は自律神経のうち、副交感神経がはたらいているときに成長するとされています。股関節は神経の通り道ですから、ここが整うことで、全身の副交感神経もうまくはたらくようになるのです。実際、多くの方が髪の変化を実感されています。

江戸時代の日本人はなぜ長く歩けたのか？

〝歩く〟ということに関して興味深いことがあります。**日本人はもともと歩くことが得意で、長く歩くことができる民族だった**というのです。

これには日本の「文化」が影響しています。かつて日本人は西欧人とは違って着物で生活を送っていました。一般のレベルにまで洋服が浸透するのは明治以降のことです。その長きにわたる着物文化に日本人の〝健脚〟の秘密があるのです。

洋服ですごしている西洋人は、足をクロスさせる歩き方、お尻が左右に横揺れする歩き方が美しいとされましたし、また、魅力的でもあったのでしょう。いまはパリコレなどのファッションショーでモデルさんがやっている歩き方です。

着物を着ているとこの歩き方はできません。**着物にしわがよらないようにするため、横揺れしない歩き方になる**のです。股関節との関係でいえば、**股関節とひざ頭、そし**

て足の薬指（第4指）が、一直線上にくる歩き方です。

じつはこれが股関節にも、ひざにも、足にも、負担がかからない理想的な歩き方なのです。歩く姿勢も美しいですし、足の運びがなめらかで疲れないため、長く歩くこともできます。それをみごとに証明したのが、日本ではじめての本格的な地図である『大日本沿海輿地《よち》全図』をつくった伊能忠敬です。

伊能が全国の測量に趣いたのは55歳のときでした。それからなんとほぼ17年の年月を要して測量行脚《あんぎゃ》をつづけ、地図を完成させたのです。歩いた距離は約4万キロといいますから、地球を一周したことになります。その健脚ぶりは驚異ですが、それも着物文化のなかで定着した日本人流の歩き方が可能にしたのでしょう。

その時代、日本人は着物と草履《ぞうり》でまっすぐな姿勢で歩くことができたのです。時代は変わって、誰もが洋服を着るようになった現在、日本人の歩き方はすっかり欧米人流に変わっています。健康的な歩き方からは遠く離れてしまっているのです。歩くのが苦手、すぐに疲れてしまって長く歩けない、といった人が少なくないのも無理からぬことといえるかもしれません。今後、ますます高齢化が加速されることを思えば、「由々しき事態」です。歩き方の〝先祖返り〟が必要だと強く思います。いまこそ、**かつての日本人の歩き方を生活にとり入れるべき**なのです。

だから股関節ストレッチで元気になる！

すでにみなさんは、歩くうえで股関節がとても重要であることを知ってくださったと思います。そう、**まずやるべきことはストレッチで股関節を正しく整えること**です。するとからだの骨格の歪みがなくなり、硬くなっていた筋肉もほぐれて、しなやかに動くようになります。それがさまざまな変化につながるのです。

ふだん生活していて、なんとなくからだの不調を感じているという人は少なくないのではないでしょうか。頭が重い、首が痛い、肩こりがある、ときどきめまいがする……。ドクターにかかるほどではないものの、そんな〝症状〟を感じていたら、気分だって沈んだものになりますね。

股関節が正しくなることで、そうした不調が「とても軽くなった！」（すっかり消えた！）という声をよく耳にします。からだの調子がよくなれば、動きも軽快になります。それまでは**手をつけるのが大変だった部屋の掃除や片づけも、億劫がらずにできるように**なったりします。実際、ご主人から、「部屋がすっきりしていて気持ちがいいね。いつもありがとう」といった言葉をもらった人がたくさんいらっしゃいます。家族からの感謝はなによりも元気をくれます。さらに元気が増して、こころも軽やかになる。生活全体が明るく変わっていくのです。

股関節は笑顔にも関係しています。股関節が整っている人は、顔がシンメトリー（左右対称）になります。笑ったときも左右の口角がバランスよく上がるのです。口角の上がり方が左右で違っていると、笑顔も引きつったような印象を与えてしまいます。**魅力的な笑顔をつくり出すのが、整った股関節**です。

体調がよく、こころが軽く、笑顔も素敵……となったら、自然におしゃれにも目が向くのではないでしょうか。60代以降の女性のなかには、「もう、おしゃれとは縁遠くなってしまった」と考える人もいるようです。もったいない！

女性にとっておしゃれは活力のもとですし、若々しさを保つ妙薬でもあります。色もテイストも〝年相応に落ち着いたもの〟にする必要なんかありません。自由にお気に入りのものを選んで、思いきりおしゃれを楽しめばいいのです。**おしゃれ度がグーンと上がる**。それもストレッチにとり組んでいるみなさんに共通する素敵な変化です。

股関節ウォーキングで100歳まで歩ける！

「仕舞い支度」という言葉があります。人生の晩年を思い、その終焉に備えるといった意味でしょう。さて、みなさんはどんな晩年を思い描いているでしょうか。

悲観的な人はこんなイメージかもしれません。

「足は弱っているだろうし、歩くのも大変だな……きっと。もしかしたら、車椅子が必要になっているかも。いや、寝たきりになってしまっていることだって……」

寂しいことですが、誰のこころにも、少なからず、そんな思いがあって不思議はありません。それを踏まえると、**いちばんの幸せは、80代、90代になっても、自分の足でちゃんと歩けること**ではないでしょうか。

高齢化が進み、人生100年時代といわれるいま、100歳まで元気で歩けることはとても大切です。誰の助けも借りずに、買い物にも行けるし、家事もこなせる、散歩はもちろん、旅行にだって出かけられる。死ぬまで自宅で家族と一緒に過ごすことができますし、家族に介護の負担もかけずにすみます。

また、若い人にとっても、将来を考えたら、自分たちの健康な身体づくりのために、股関節が正しく歪んでいないことは大切なのです。

将来、死ぬまで自分の足で〝歩ける〟暮らしを実現させましょう。

股関節を整え、鍛えて、股関節ウォーキングにとり組むのです。現在、**何歳であっても、遅いということはありません。**

股関節を整えるストレッチには、ラクな姿勢で、たとえば、横になった状態で、おこなえるものもあります。また、股関節が硬すぎる人、痛みが心配な人は、指先のストレッチから初めてください。指先のストレッチから始めても、股関節は確実に整っていきます。

あとは「股関節ウォーキング」をつづけるだけです。第3章で紹介している歩き方のポイントを押さえて、自分に合った距離、気に入ったコースを、楽しくウォーキングしましょう。季節の花々を眺めながら、あるいは、風を感じながら、心地のいい汗をかく。それはきっと、充実感をもたらしてくれる日課になるはずです。

一生歩けるからだを、ぜひ、あなたのものにしてくださいね。

1日1分でもOK！続けることが大事

「股関節」はジワジワと歪んでいきますし、ジワジワと改善されてよくなっていきます。ですから、始めるのに早すぎることも遅すぎることもありません。**重要なのは、毎日行うこと。**どんな運動も効果があらわれるまでには一定の時間がかかります。でも、それを待ちきれないケースが多いのです。理由の1つが「こんなにがんばったのに、なかなか思うような結果が出ない」ということではないでしょうか。そこで、提案です。**がんばらないでください！** 1日「1分」だけ、股関節を整え、鍛えるストレッチに時間を割く。これなら〝がんばらず〟にとり組めるのではありませんか？

「楽しく1分」これが、確実に股関節を変えていきます。からだの骨ホルモンが働きはじめ、脳に伝達します。そのうちストレッチの時間が伸びていくかもしれませんし、ウォーキングにも楽しくとり組めるようになりますよ。

2 実践！股関節ストレッチ

——1日1分からはじめよう

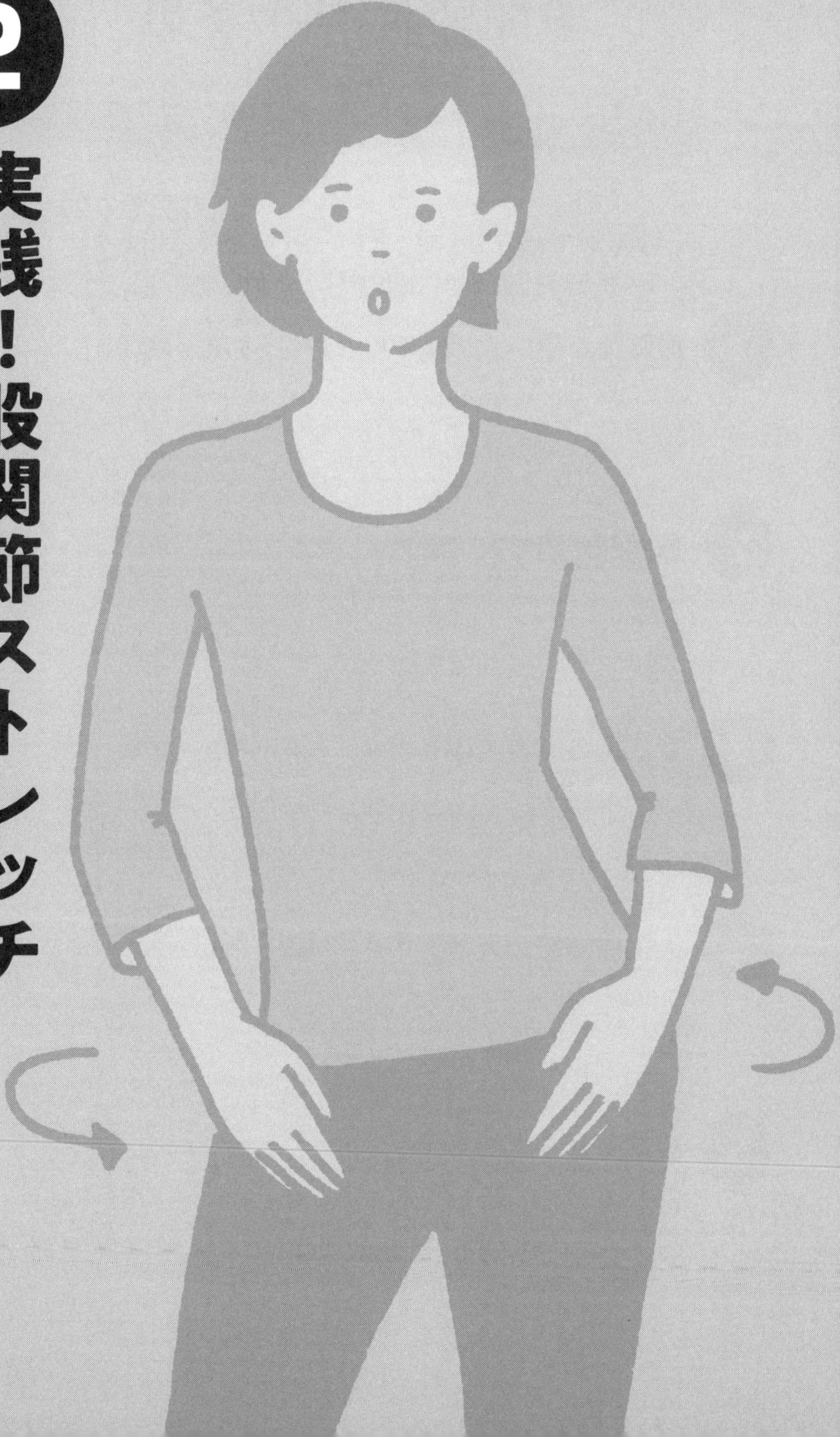

股関節ストレッチの 進め方

どのストレッチをおこなえばいいか、おすすめを悩み別で紹介します。ストレッチを進める指針としてください。無理せずまずは1つから始めましょう。

1 股関節が硬い人(順番 P96 → P70 → P78 → P80)

「うで下げ」(P96) で肩関節、「開脚でグーグー・パタパタ体操」(P70) で脚の関節を整え、「股関節ほぐし②」(P78) で上半身の重みを股関節にかけないまま鍛え、さらに「股関節まわし」(P80) で立って両脚の股関節を正します。

2 股関節が痛む人(順番 P68 → P76 → P80 → P92)

「1.2.3.4 グーグー体操」(P68) で足指、足首、ひざ回りをほぐしてから、「股関節ほぐし①」(P76) で股関節をほぐし、「股関節まわし」(P80) で両脚の筋力を同じにしていきます。片方が痛む人は痛まないほうからやさしく。上半身の歪みをとる「前肩なおし」(P92) もとり入れましょう。

3 ひざ痛のある人(順番 P94 → P66 → P74 → P78)

上半身の重みをひざで受け止め、骨と骨が接近し痛みを感じる人が多いので、「うで伸ばし」(P94) で上半身をほぐし、「グーグー・パタパタ体操」(P66) と「クルクル体操」(P74) で抗重力筋を鍛え、ひざ関節のつまりを空けていきます。ひざに負担をかけない「股関節ほぐし②」(P78) で股関節の歪みを正します。

4 人工股関節の人(順番 P70 → P86 → P90 → P92)

人口股関節の人は、股関節まわりが硬く固まりやすいので、まめにほぐしながら鍛える必要があります。「開脚でグーグー・パタパタ体操」(P70) や「ひざ振り②」(P86) で関節まわりの筋肉をほぐし、両脚が同じように動かせるようになってから「股関節スクワット」(P90) で筋肉を仕上げていきます。上半身の「前肩なおし」(P92) も忘れずに。

5 腰痛がある人(順番 P94 → P80 → P88 → P90)

腰痛の人は二の腕や肩、背中が太りやすく、背骨も歪んでいるので「うで伸ばし」(P94) で上半身をほぐしながら、「股関節まわし」(P80)、「内脚伸ばし」(P88)、「股関節スクワット」(P90) で脚の長さや筋力が左右均等になるように鍛えます。

6 タコ・ウオノメが痛い人（順番 P70 → P84 → P88 → P96）

タコ・ウオノメは上半身が前のめりで体重もオーバーしている人に多いので、足底から股関節を鍛える「開脚でグーグー・パタパタ体操」（P70）や体重をかけないでひざ下をほぐす「ひざ振り①」（P84）をしながら抗重力筋を鍛え、体重を減らしましょう。かかとの外へりをなくす「内脚伸ばし」（P88）もおすすめです。上半身の「うで下げ」（P96）も。

7 外反母趾が痛い人（順番 P78 → P86 → P90 → P94）

太ももから親指に力が入り外向きで歩いている人が多いので「股関節ほぐし②」（P78）や「ひざ振り②」（P86）で股関節、ひざ関節、足首関節をほぐし、脚の歪みをとりながら正しく歩けるようにクセづけします。「股関節スクワット」（P90）で下半身の筋肉を縦に鍛え、「うで伸ばし」（P94）で肩をほぐして上半身の重さをとります。

8 足先が冷える人（順番 P68 → P74 → P90 → P92）

脚の筋肉のネジれを正し、関節詰まりをなくすために、「1.2.3.4 グーグー体操」（P68）と「クルクル体操」（P74）で足の先から全身をほぐしていくのが効果的です。「股関節スクワット」（P90）で骨盤底筋を鍛えて、骨盤を正しい位置にもどします。上半身の「前肩なおし」（P92）も。

9 かかとがカサカサの人（順番 P72 → P88 → P90 → P96）

かかとがカサつく人は足底から骨盤底筋や骨盤まわりの筋肉が弱いので「グーンでグーグー・パタパタ体操」（P72）でかかとから太もも内側につながる抗重力筋をほぐして鍛え、「股関節まわし」（P80）や「内脚伸ばし」（P88）で骨盤底筋と腸骨筋を鍛えるのがおすすめです。上半身の「うで下げ」（P96）も。

10 体重が重い人（順番 P76 → P70 → P84 → P94）

体重が重く太っている人は、まず横になって関節を緩め筋力をつけることが効果的です。「股関節ほぐし①」（P76）で関節詰まりをとってから「開脚でグーグー・パタパタ体操」（P70）で座りながら筋肉を鍛えていきます。脚が左右同じように動くようになったら「ひざ振り①」（P84）。つぎに「うで伸ばし」（P94）で固まった上半身の筋肉をほぐしていきます。

11 脚に左右差がある人（順番 P66 → P86 → P80 → P96）

脚に左右差がある人は、関節が歪み、骨盤の高さ、肩の高さにまで左右差があり、首まで曲がっている人が多いものです。「グーグー・パタパタ体操」（P66）で脚の関節をほぐし、「ひざ振り②」（P86）で脚力のある方を軸に、弱い方を長く振ってみましょう。「股関節まわし」（P80）で股関節を均等に鍛え、「うで下げ」（P96）で肩の高いほうを多くおこない上半身を整えます。

初級編

グーグー・パタパタ体操

股関節ストレッチは、まず「末端」からほぐしていきます。足の指、足首、そして足底（足の裏）をほぐします。グーグー・パタパタ１回は歩く１歩と同じ効果があります。ウォーキングに自信のない人は、ここから始めましょう。

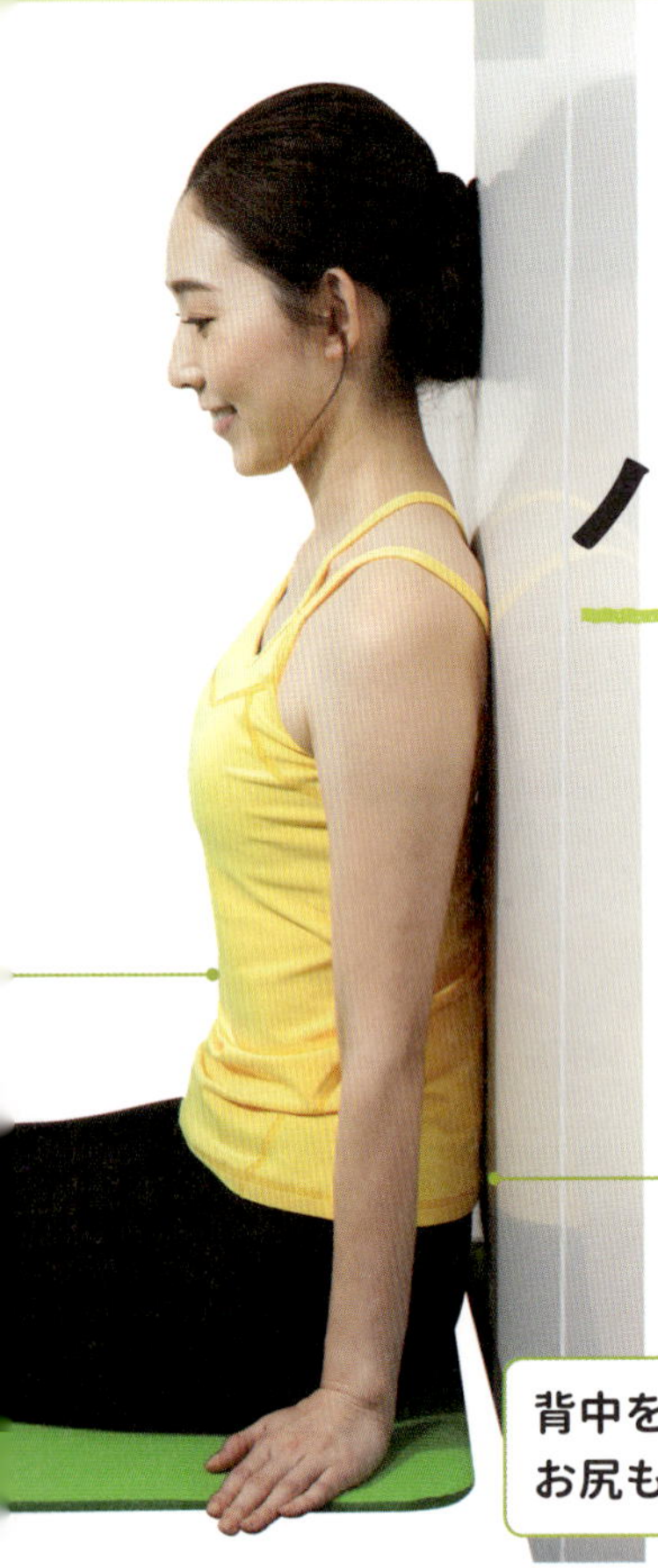

背中を壁にぴたっとつけ、
お尻も壁から離れないように

やり方

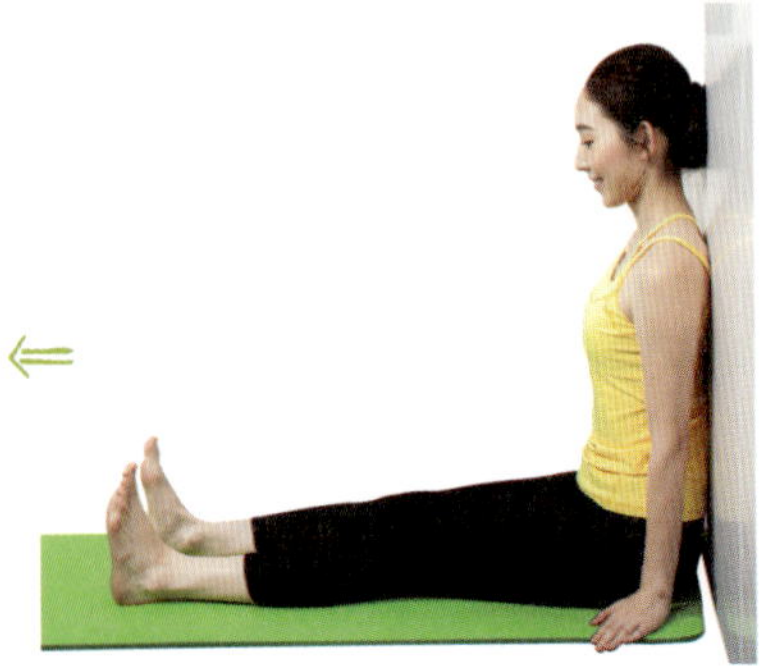

1 壁を背にして座ります。脚は股関節幅に。かかとを立て、つま先を90度上に上げ、両手はからだの脇に、親指に力を入れずに置き、支えます。

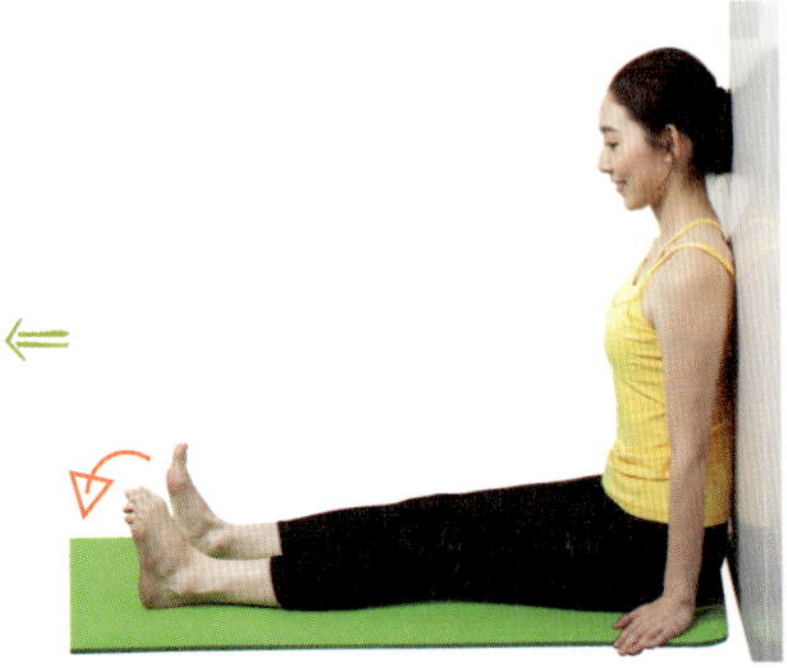

2 片方の足の指をグーッとにぎります。足裏にしわが寄るようにギュッと絞ってグーをつくります。

足先から筋肉を じわ〜っと鍛える

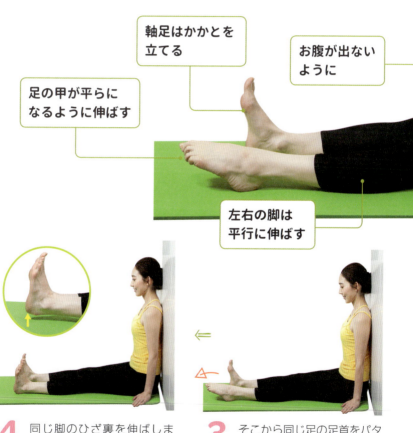

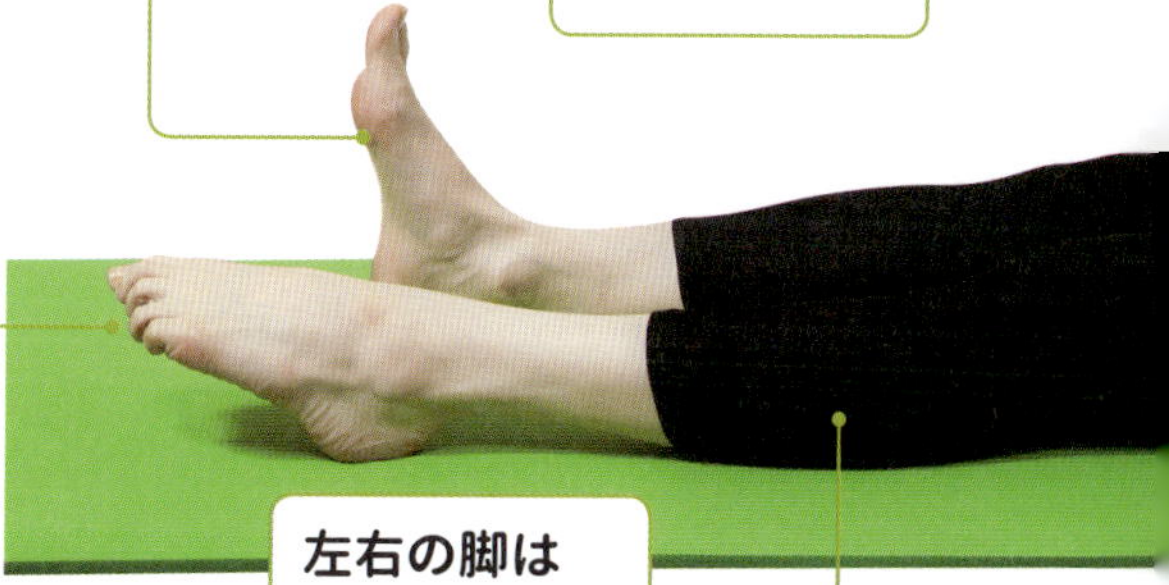

軸足はかかとを立てる
お腹が出ないように
足の甲が平らになるように伸ばす
左右の脚は平行に伸ばす

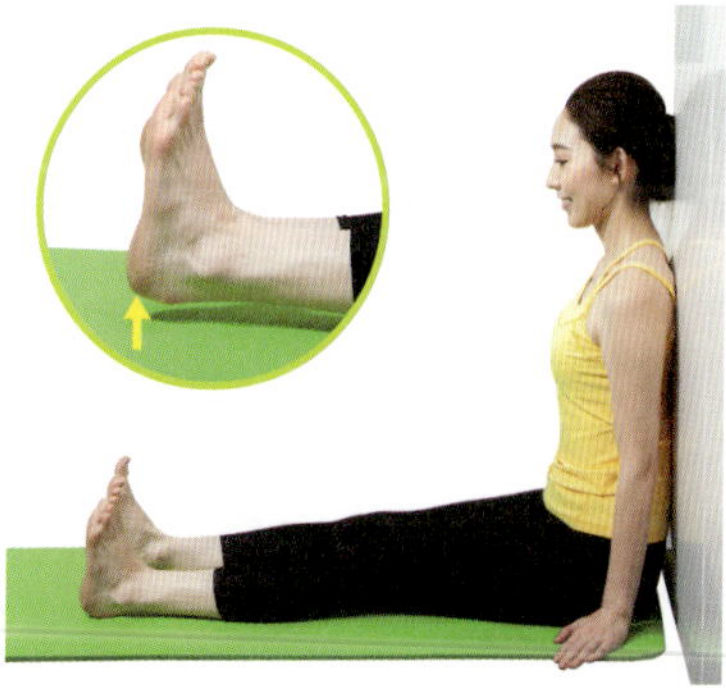

4 同じ脚のひざ裏を伸ばします。かかとが床から浮くくらい伸ばすのが理想です。ここまでを反対側の脚でも同様に。左右交互に1分ほどおこないます。

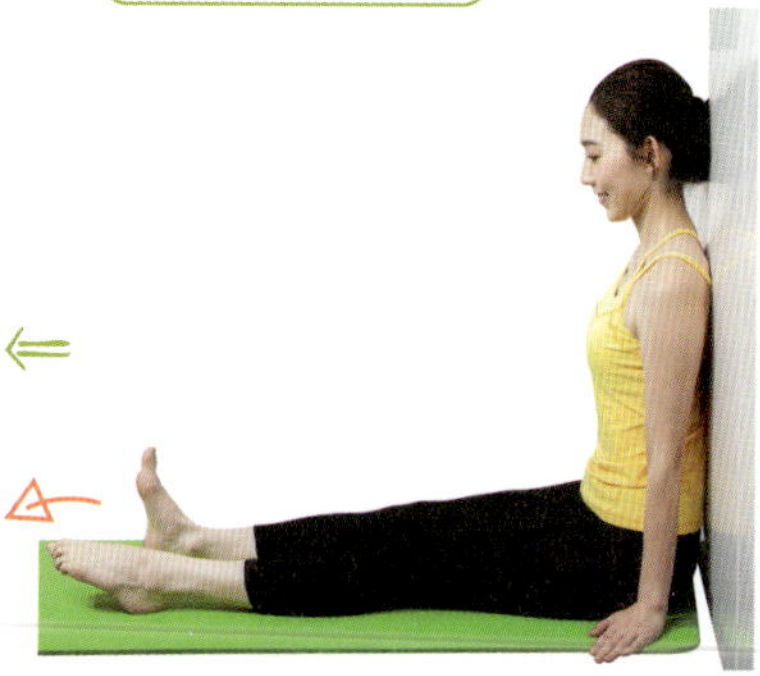

3 そこから同じ足の足首をパタッと前に倒します。できるだけ足の甲が平らになるように伸ばしたら、戻します。

声と足指の動きをしっかりそろえよう

1.2.3.4 グーグー体操

転ぶ原因の１つが意識と足運びがそろわないこと。意識に足がついていかないのです。このストレッチは足と声をそろえズレを修正していくもの。足をにぎる動作は歩くのと同じ効果がありますので、歩く練習にもなります。

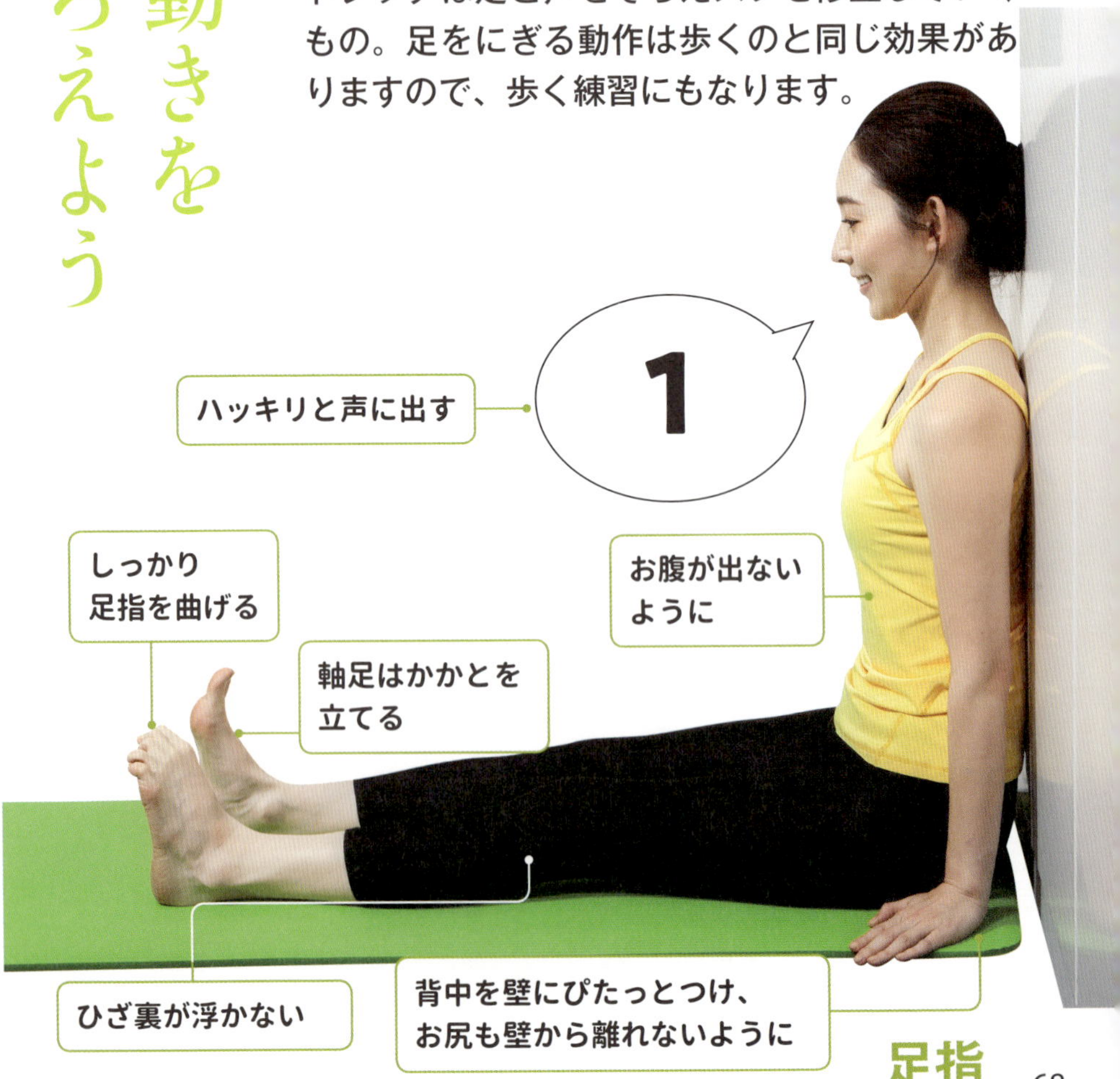
1
ハッキリと声に出す
しっかり
足指を曲げる
軸足はかかとを
立てる
お腹が出ない
ように
ひざ裏が浮かない
背中を壁にぴたっとつけ、
お尻も壁から離れないように

やり方

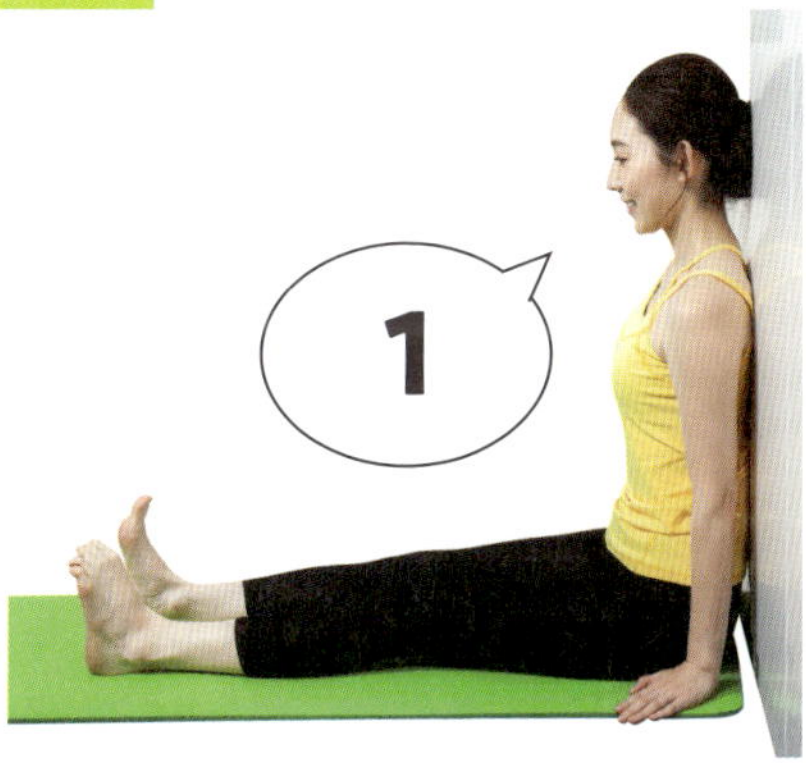

1

脚は股関節幅に開き、かかとを立て、つま先を90度上に上げたら、「1」と声に出しながら片方の足指をグーッとにぎります。

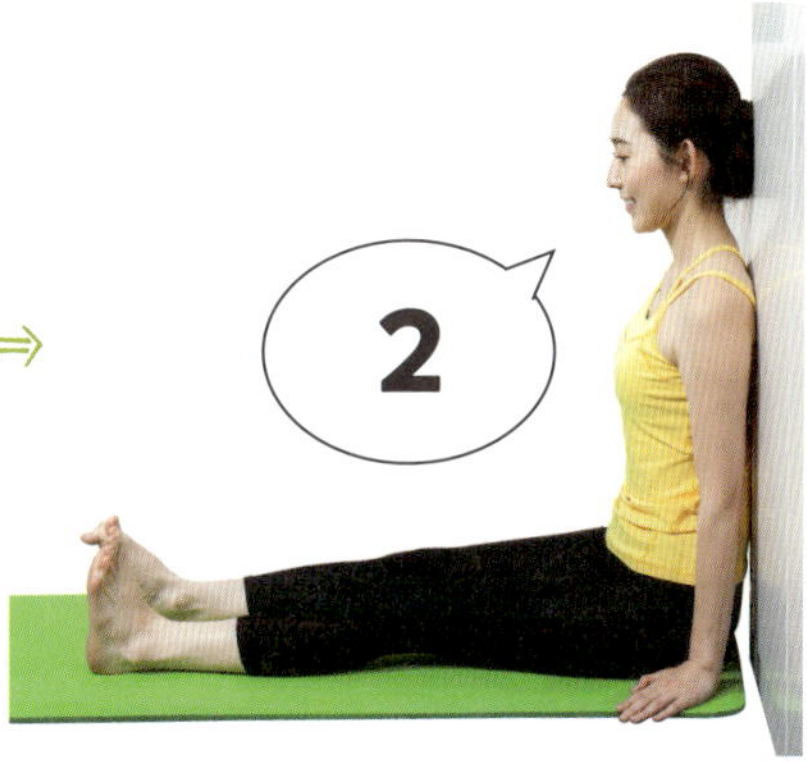

2

「2」と声に出しながら、にぎった足指を戻し、もう片方の足指をグーッとにぎります。

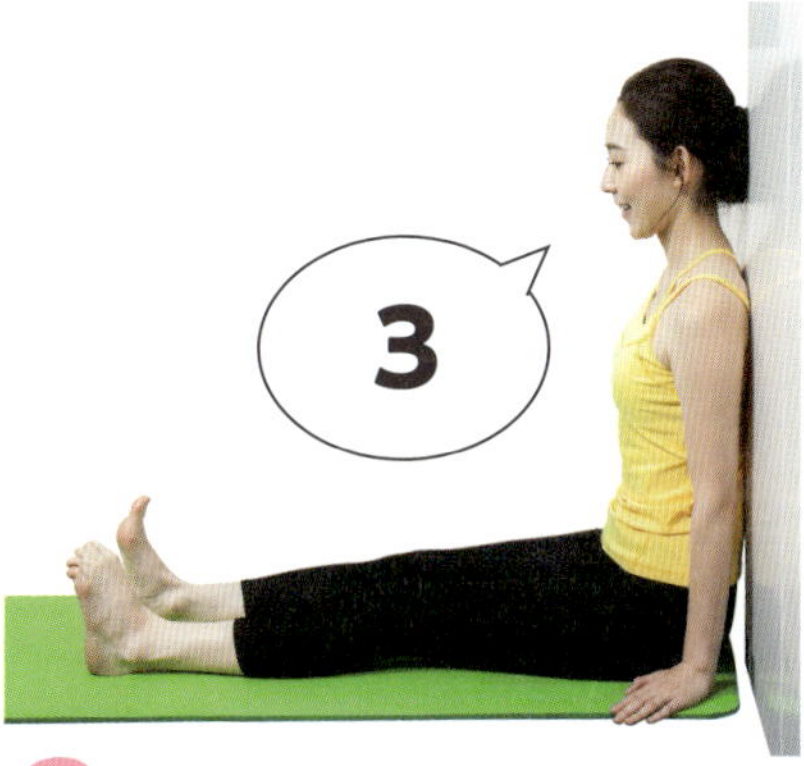

3

「3」と声に出しまながら、にぎった足指を戻し、反対側の足指をグーッとにぎります。

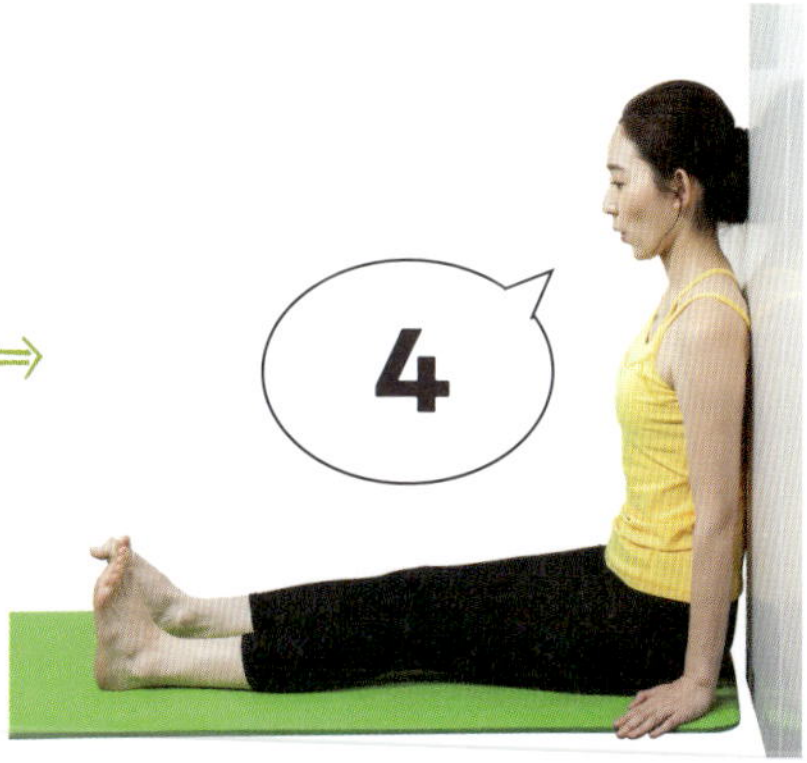

4

「4」と声に出しながら、にぎった足指を戻し、反対側の足指をグーッとにぎります。リズミカルに声と足指の動きをそろえましょう。

上級編

開脚でグーグー・パタパタ体操

脚の裏の筋肉と股関節を連動させる

66ページのストレッチをバージョンアップしたのがこのストレッチです。開脚することで、足指から足首へ、さらに股関節へとストレッチの効果を波及させていきます。「伸びる」ことを感じたら、抗重力筋がはたらきはじめている証拠です。

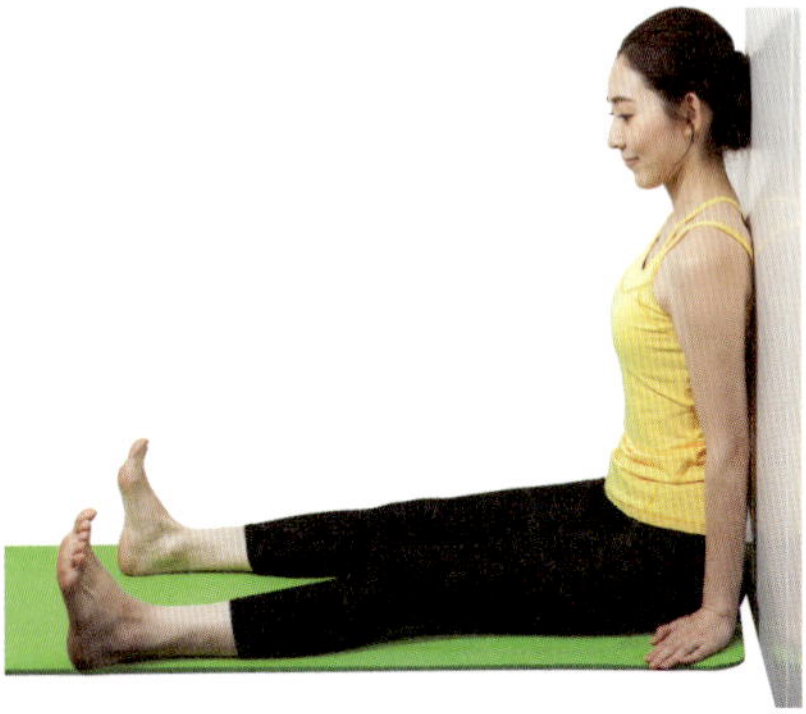

1 壁を背にして座り、脚は股関節幅に。両手の4本の指でからだを支え、かかとを立て、おこなう側の脚をムリのない範囲で開脚します。

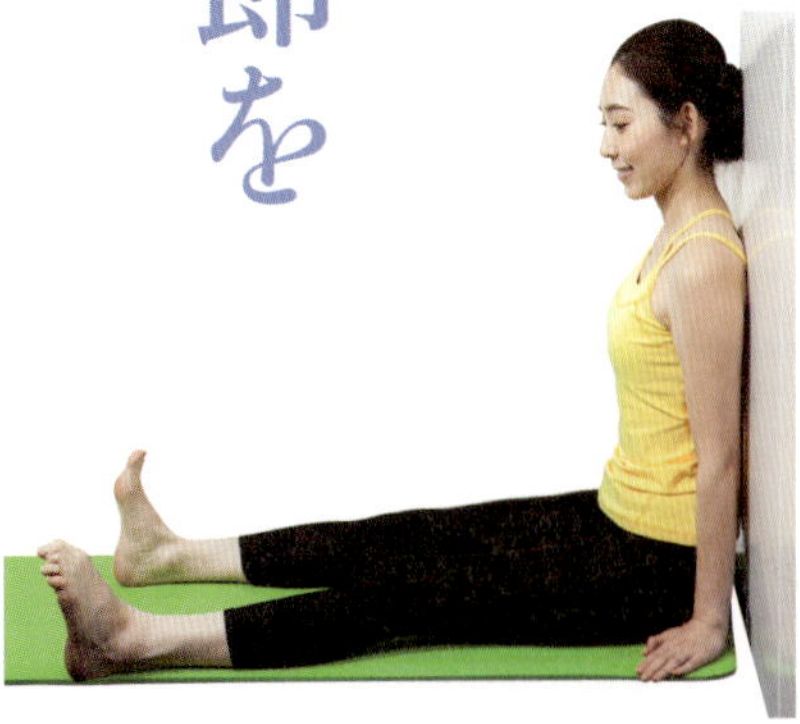

2 親指には力を入れずに、足指をグーッとにぎります。

脚の裏全体・股関節

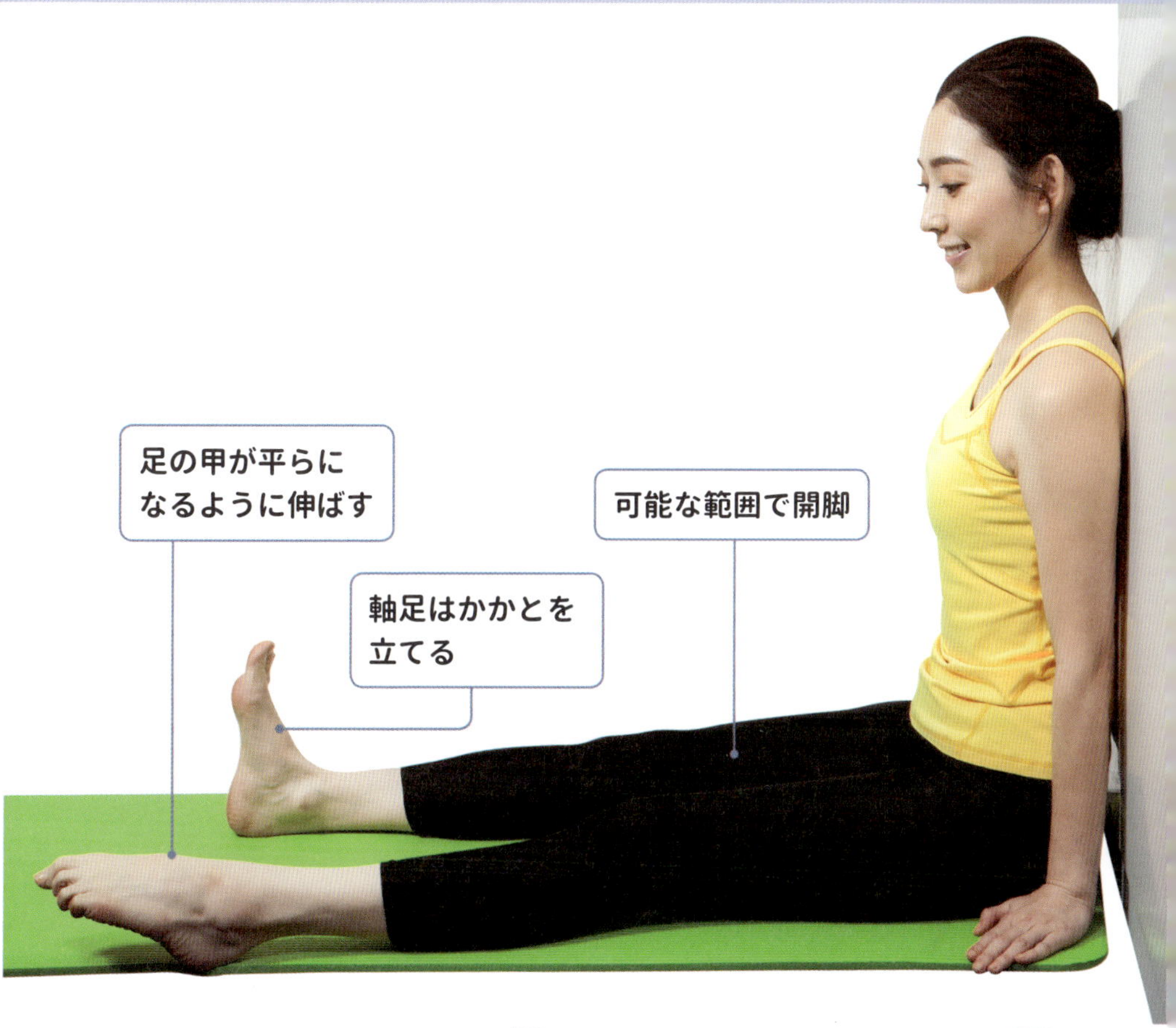
足の甲が平らに
なるように伸ばす
可能な範囲で開脚
軸足はかかとを
立てる

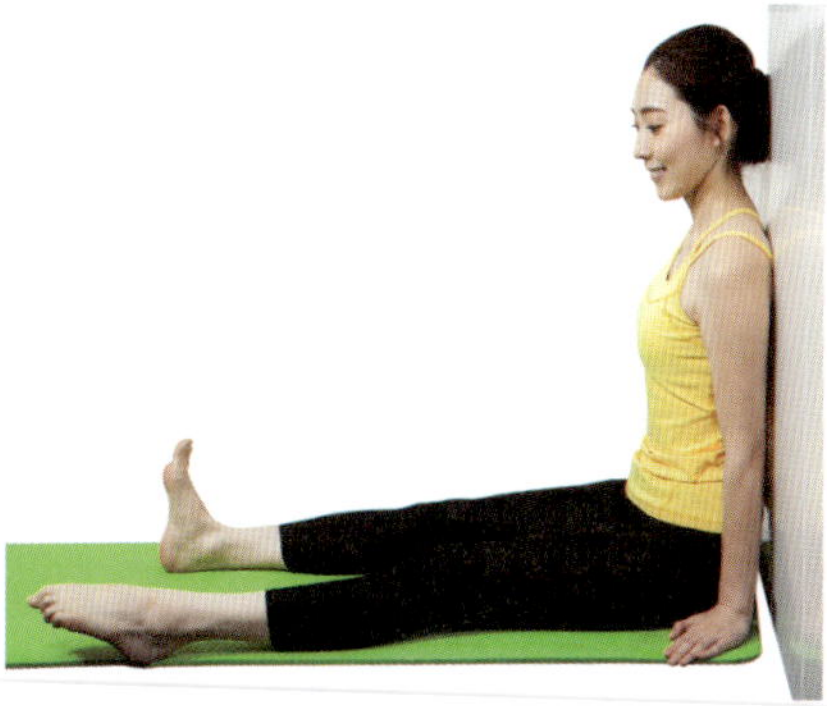

3 足指をにぎったまま、土踏まずに力を入れて、足首を前方にパタッと倒します。

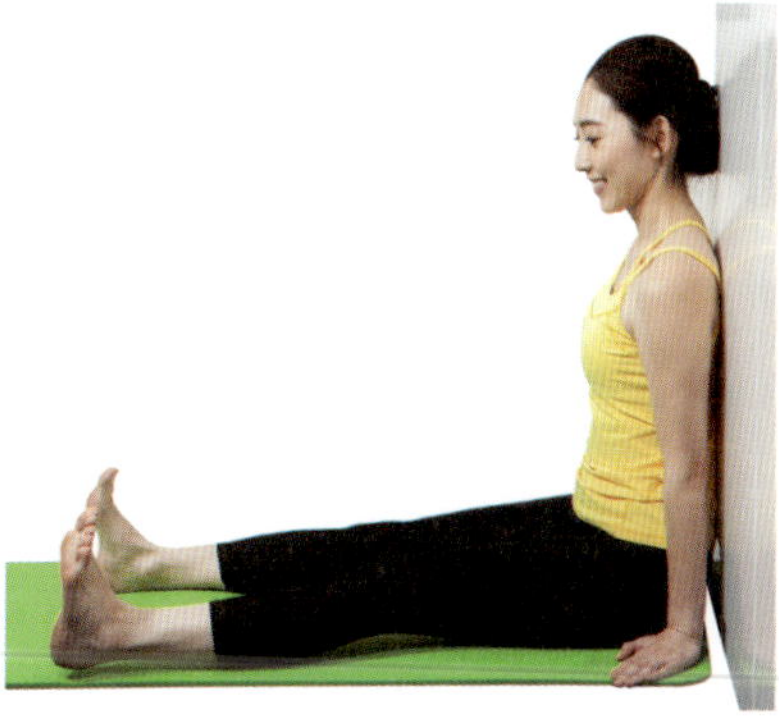

4 足首を立てて、かかとをグーンと伸ばします。かかとが床から1センチくらい上がるのが理想。脚を股関節幅に戻し、反対側もおこない、左右交互に1分おこないましょう。

上級編

グーンでグーグー・パタパタ体操

こでは抗重力筋を「鍛える」ストレッチをしていきましょう。かかとが床から浮くくらいかかとをグ～ンと押し出し、ひざ裏を伸ばしたまま、足指をグーに曲げたり、足首をパタッと倒します。きついですが、抗重力筋を短期間で鍛えるのに非常に効果的なストレッチです。

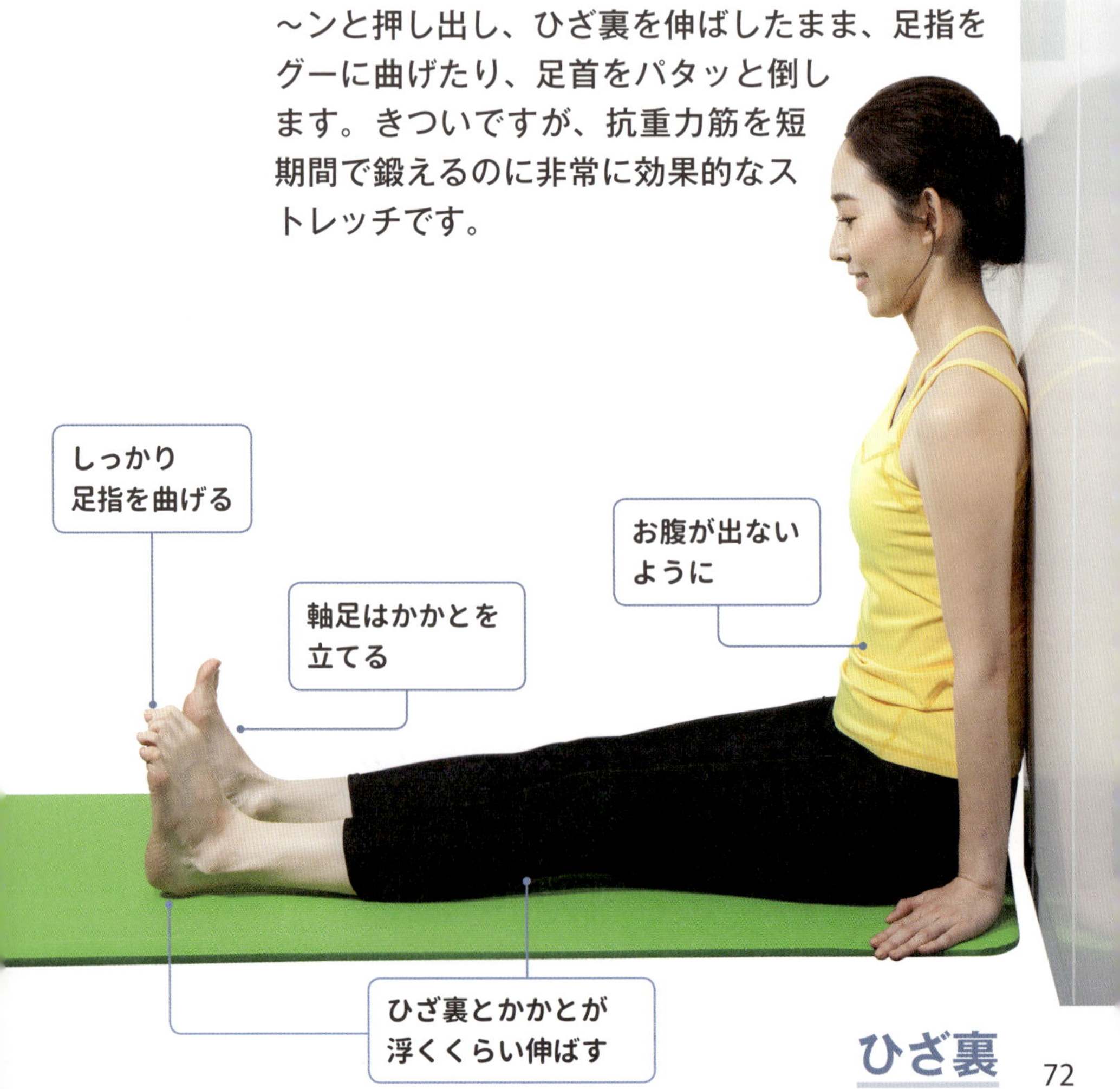
しっかり
足指を曲げる
軸足はかかとを
立てる
お腹が出ない
ように
ひざ裏とかかとが
浮くくらい伸ばす

ひざ裏

脚の裏側の筋肉がしっかり鍛えられる

やり方

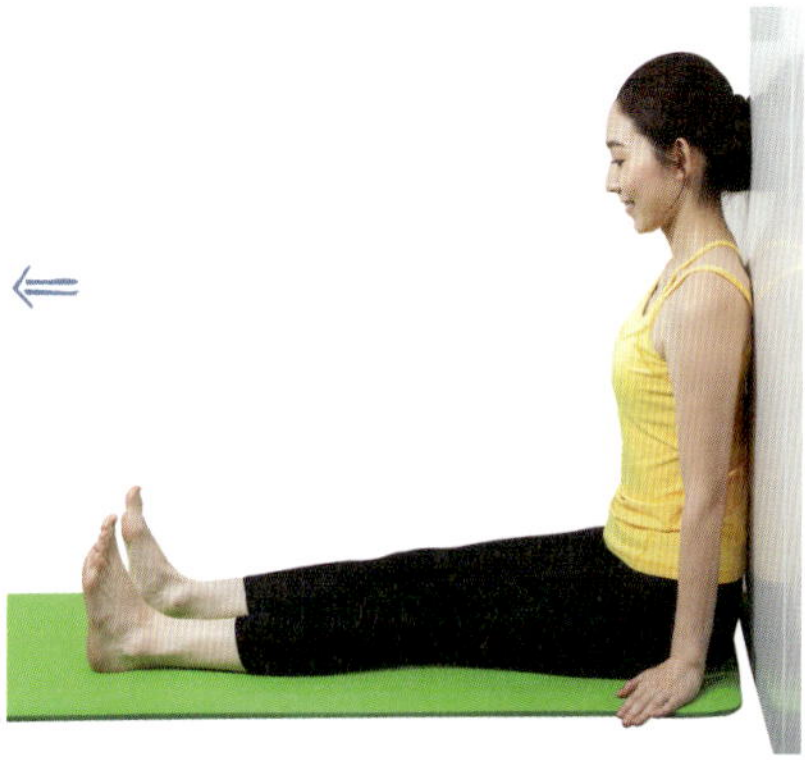

1

脚は股関節の幅で開き、壁に背中をつける基本姿勢は同じです。両手は親指に力を入れないように４本指で姿勢を支えます。

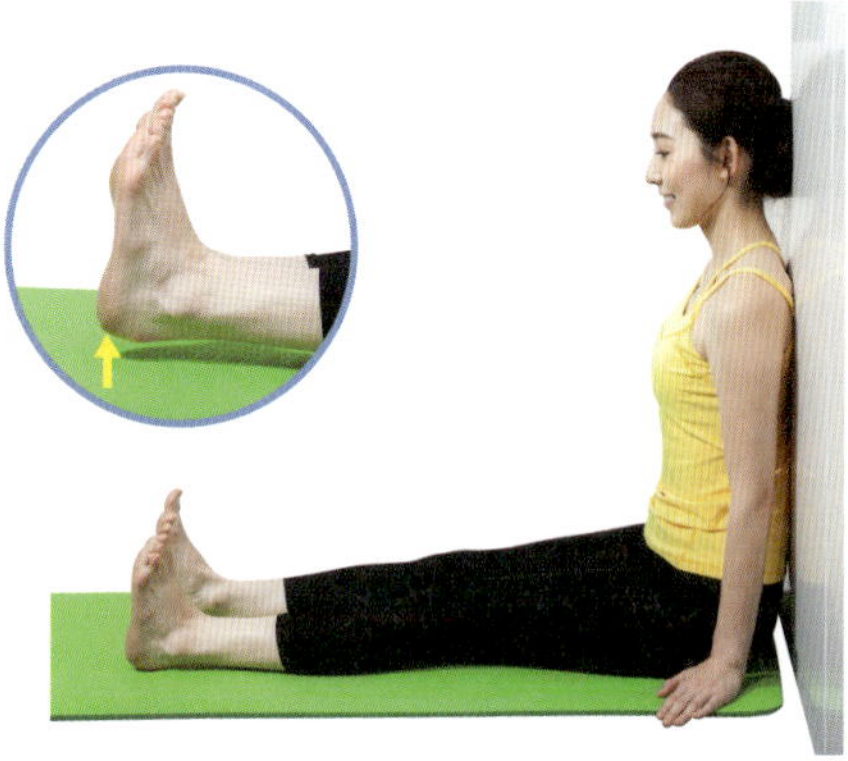

2

かかとを立て、ここからかかとをグ～ンと前方へ押し出します。脚の裏側に力が入り、ひざ裏が“伸びる”ことを感じてください。

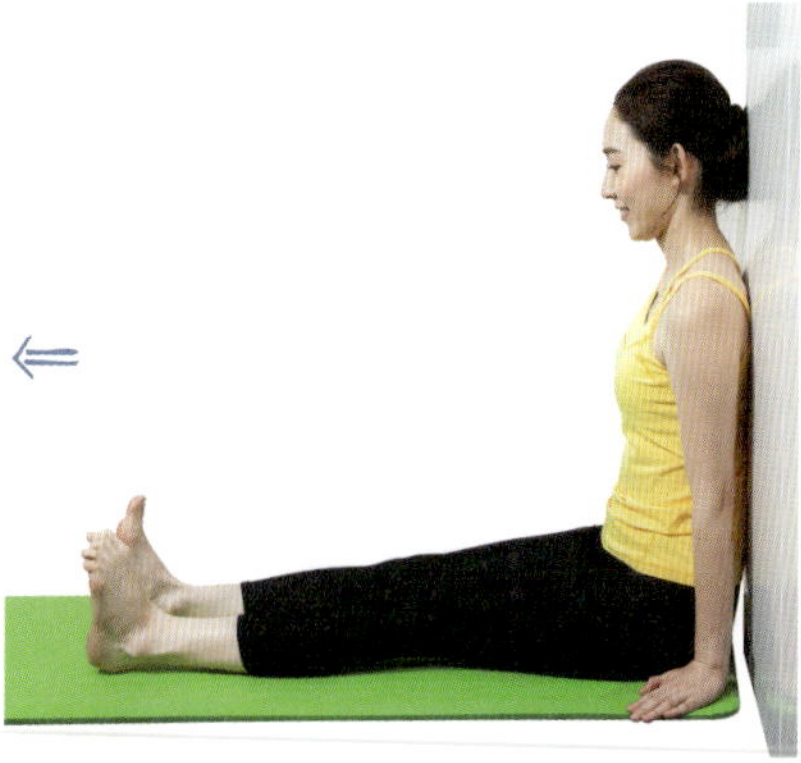

3

かかとをグーンと前方に押し出したまま、足指をグーッとにぎります。きついですががんばりましょう。

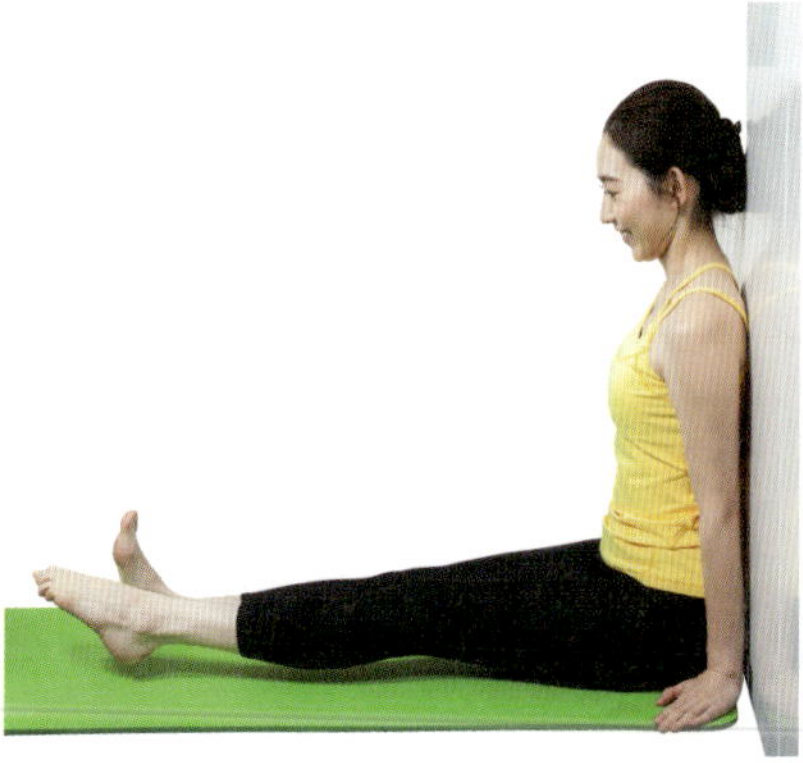

4

そこからさらに足首をパタッと倒し足の甲を伸ばします。かかとが床から１センチ浮いたら、抗重力筋が鍛えられた証拠。反対側も同様に。

初級編

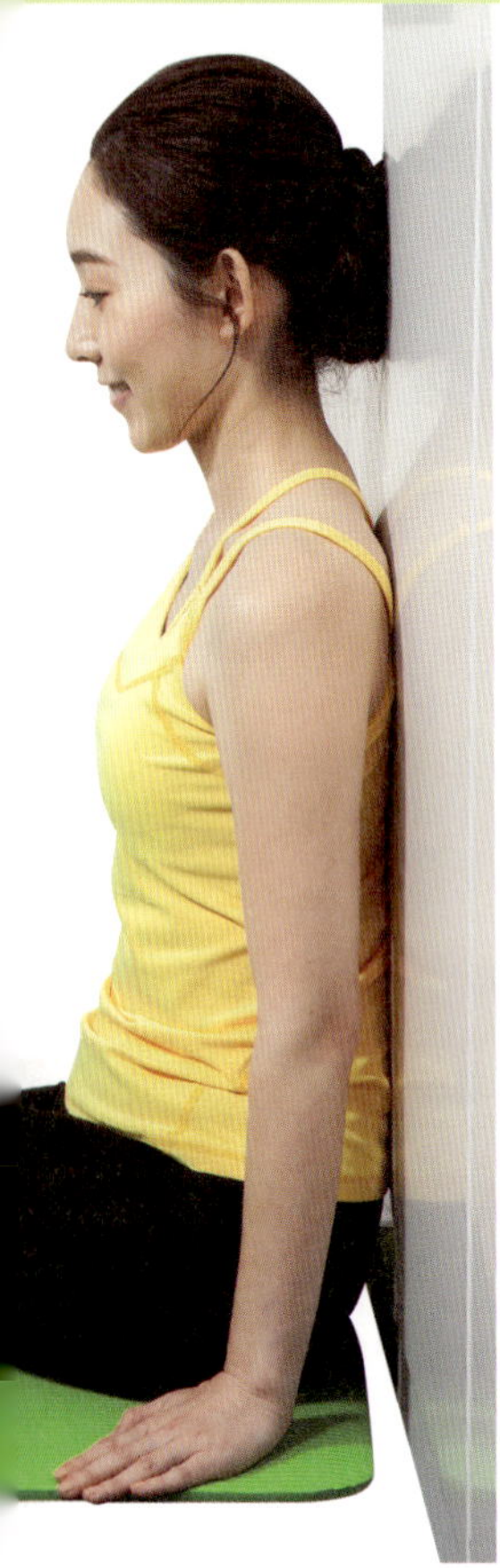

クルクル体操

足首の硬さは歩くには大きなダメージです。つまずきやすくなりますし、歩の進め方にも影響が出ます。このストレッチで足首をほぐしていきましょう。見た目は地味ですが、とても効果的なストレッチです。

やり方

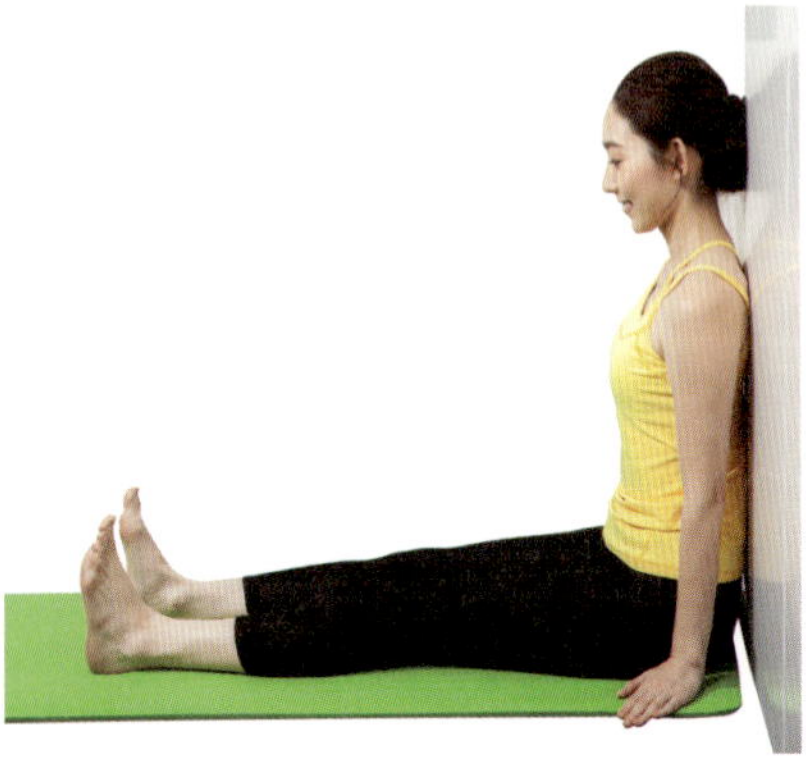

1 両脚をまっすぐ出して座ります。お尻から背中は壁とL字の基本姿勢をとります。

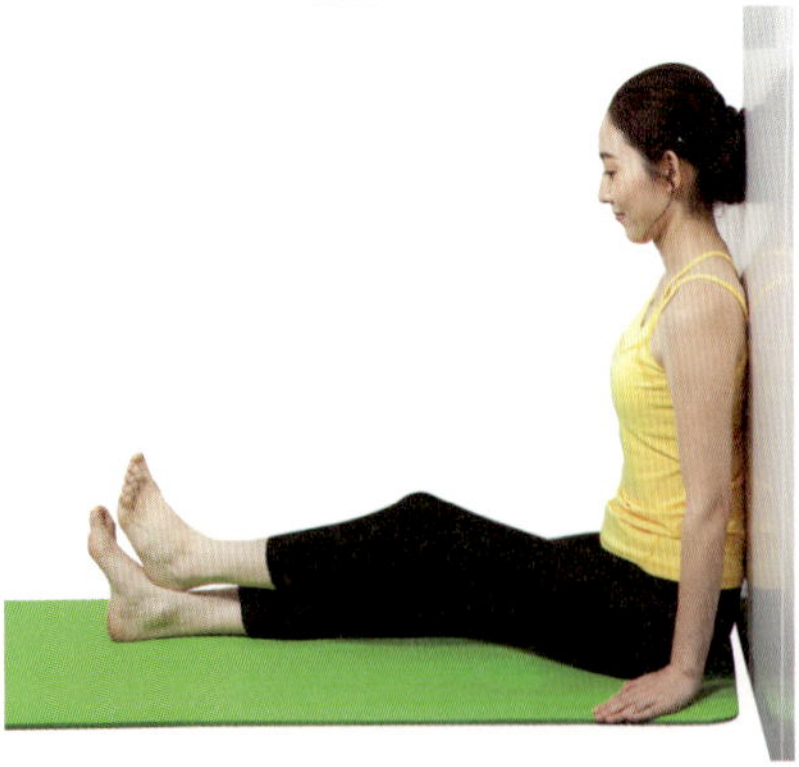

2 軸となる脚を決めて、反対側の脚のかかとを足首のくぼみにカポッとのせます。

足首の硬さがとれて体ポカポカ

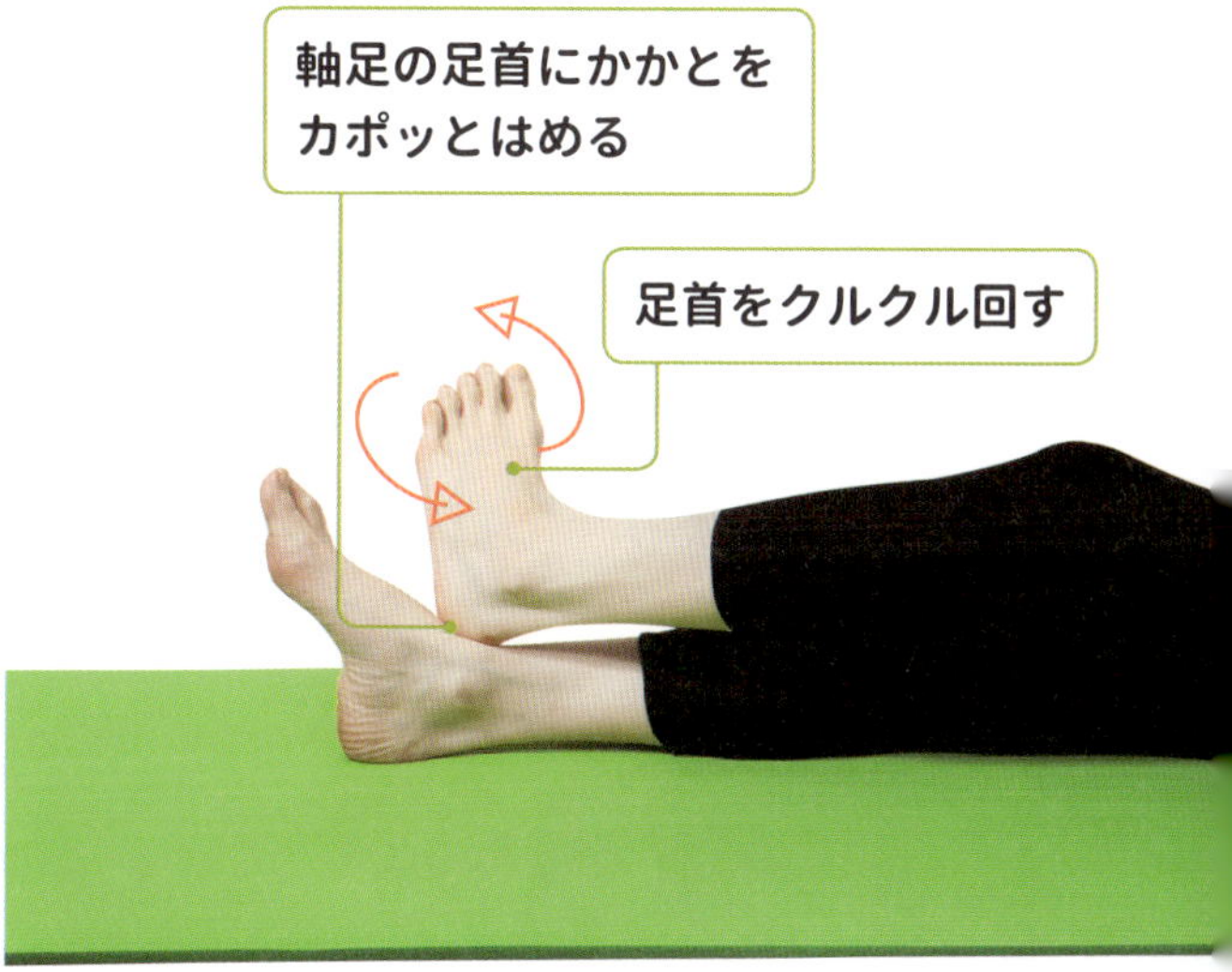
軸足の足首にかかとをカポッとはめる
足首をクルクル回す

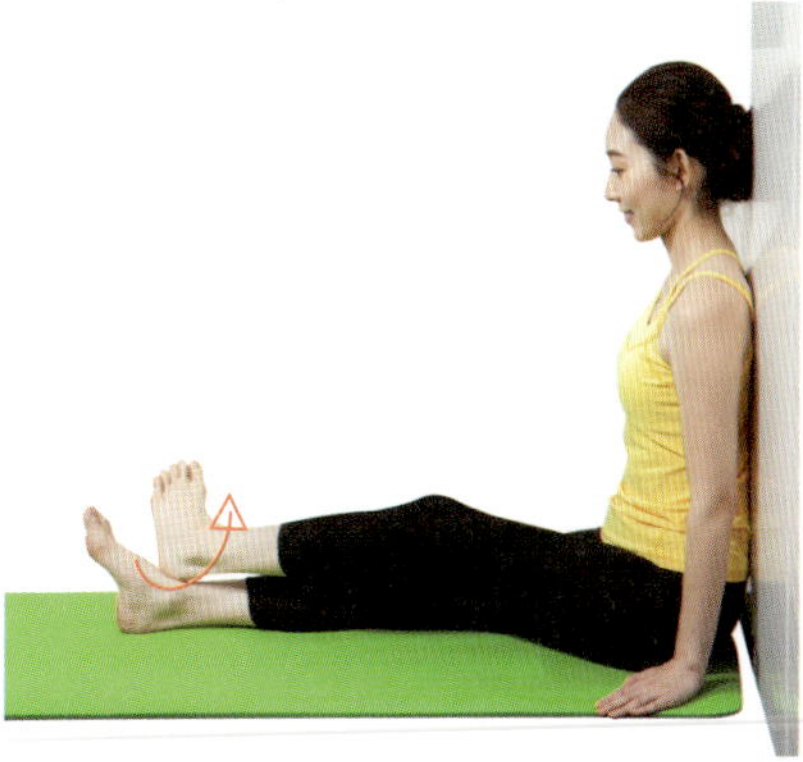

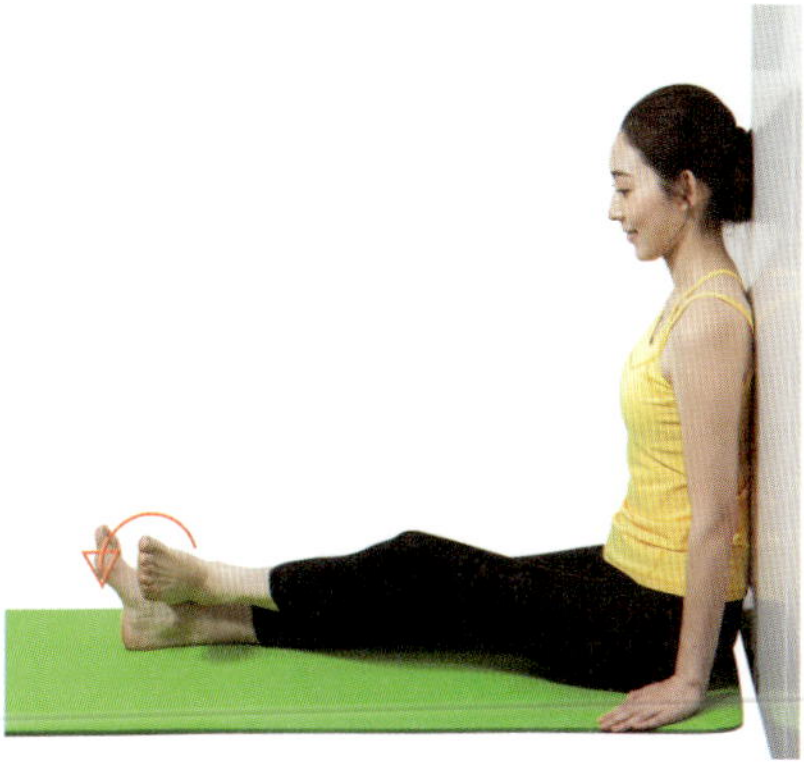

3 のせた足のかかとを軸に、足首をクルクルと回します。左足は小指側に倒してから反時計回りに、右足は小指側に倒してから時計回りに回します。回すときは太ももに力が入らないようにしましょう。

初級編

股関節ほぐし①

股関節の動きを柔軟にして整えるストレッチです。股関節まわりが硬くなっていると、ひざをパタンと倒したときに背中と軸脚のひざ裏が浮きやすくなってしまいます。ムリのない範囲でゆっくりとほぐしていきましょう。

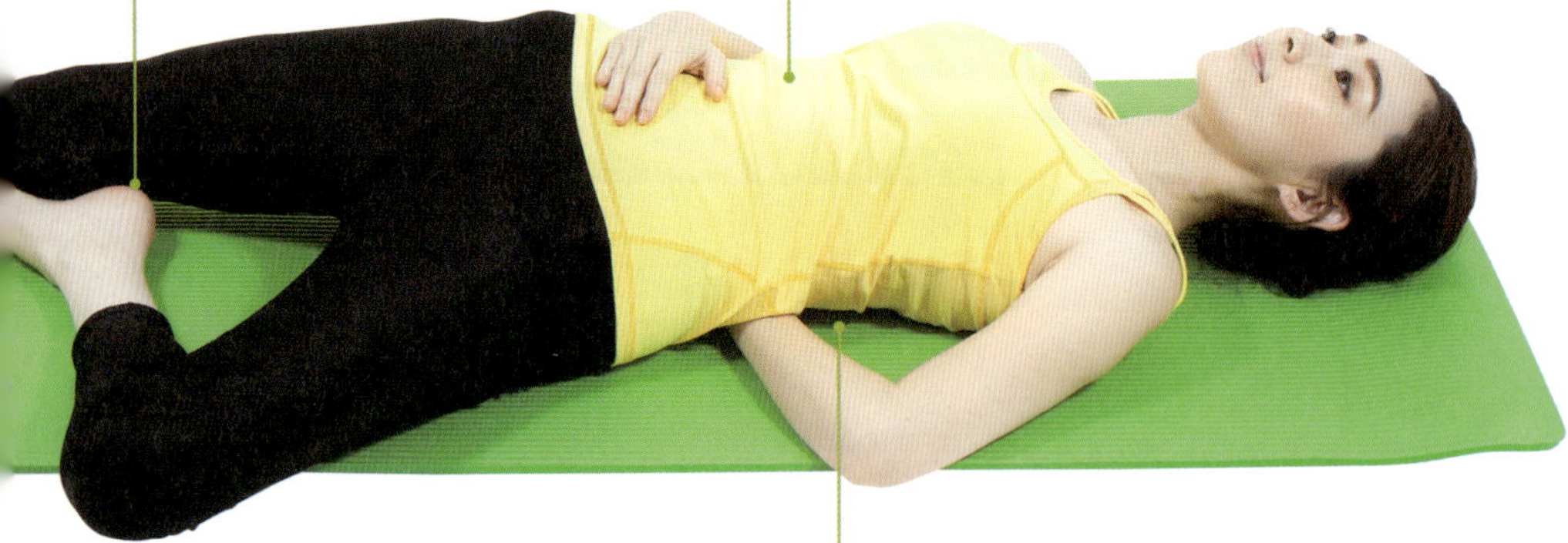
お腹が出ないように
足裏を軸脚にぴったりつけて下ろしていく
背中が浮かないように

ゆっくり脱力させながら股関節をほぐそう

やり方

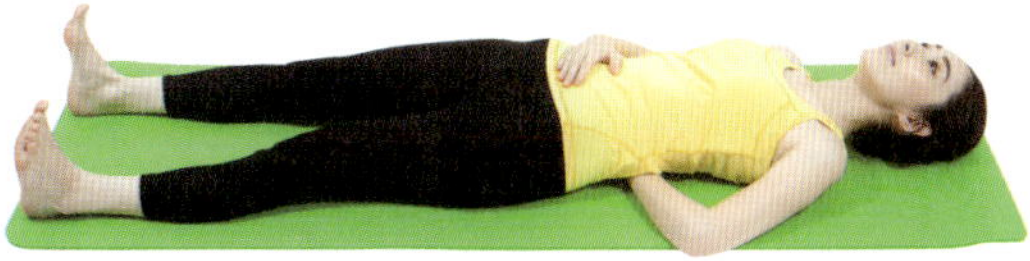

1 あお向けに寝て脚を肩幅に開きます。薬指と中指が上を向くようにかかとを立てます。軸脚の側の手をお腹の上、ストレッチする脚の側の手の甲を腰の下に。

⇓

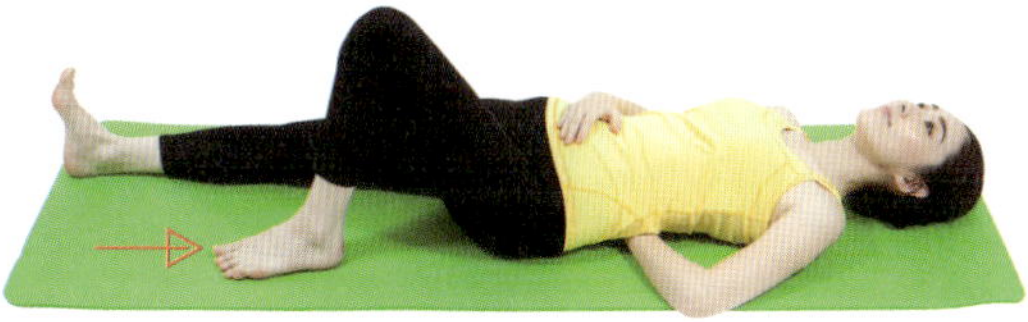

2 足底（足裏）で床をするようにしてひざを立てていきます。立てる角度は、立てたひざをパタンとたおしたときに股関節に負荷をかけない程度に。

⇓

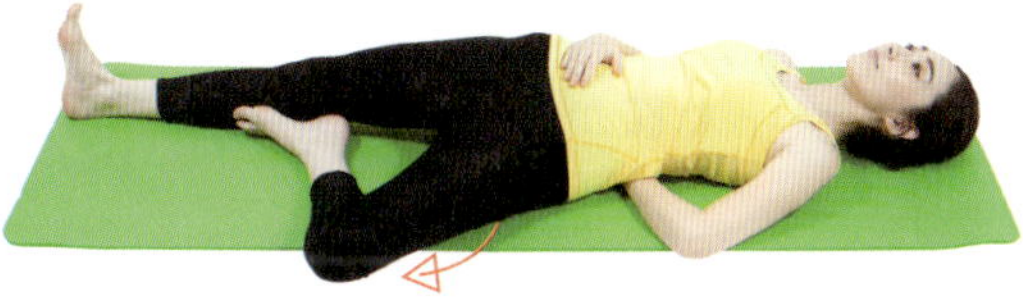

3 立てたひざを脱力させる感覚で、パタンと外側に倒します。力を入れないように。

⇓

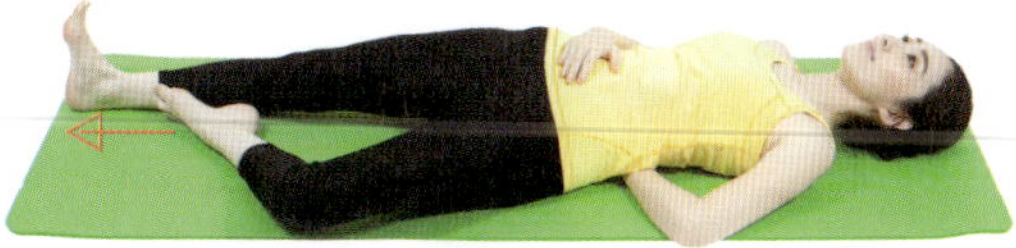

4 倒した脚の足底を軸脚に添え、指を使ってモジモジと下ろし、かかとをすり合わせるようにして元に戻します。手をかえて反対側も同様に。

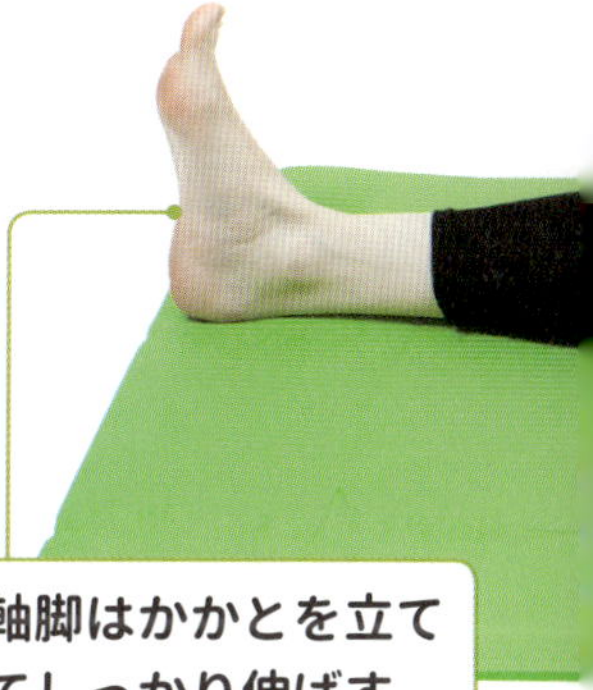

軸脚はかかとを立ててしっかり伸ばす

股関節ほぐし②

寝ておこなう股関節ほぐしを座っておこないます。基本姿勢は両脚をこぶし１つ分開けて前に出し、かかとを立てます。股関節ほぐしを上半身へと伝えていく、そのためのストレッチです。背中が立つ感覚を実感しましょう。

カンタンだけど じわじわ効く

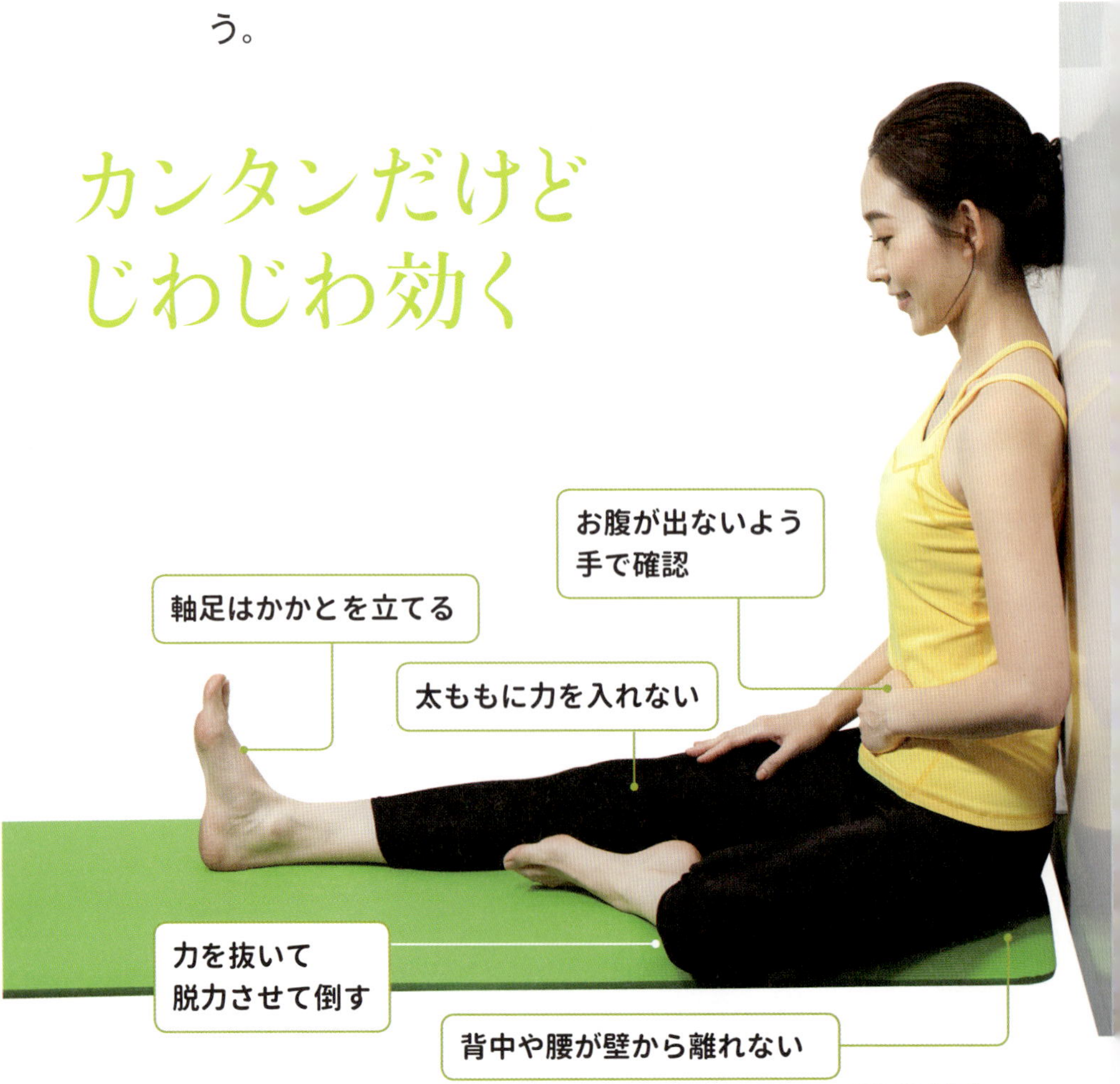
お腹が出ないよう手で確認
軸足はかかとを立てる
太ももに力を入れない
力を抜いて脱力させて倒す
背中や腰が壁から離れない

やり方

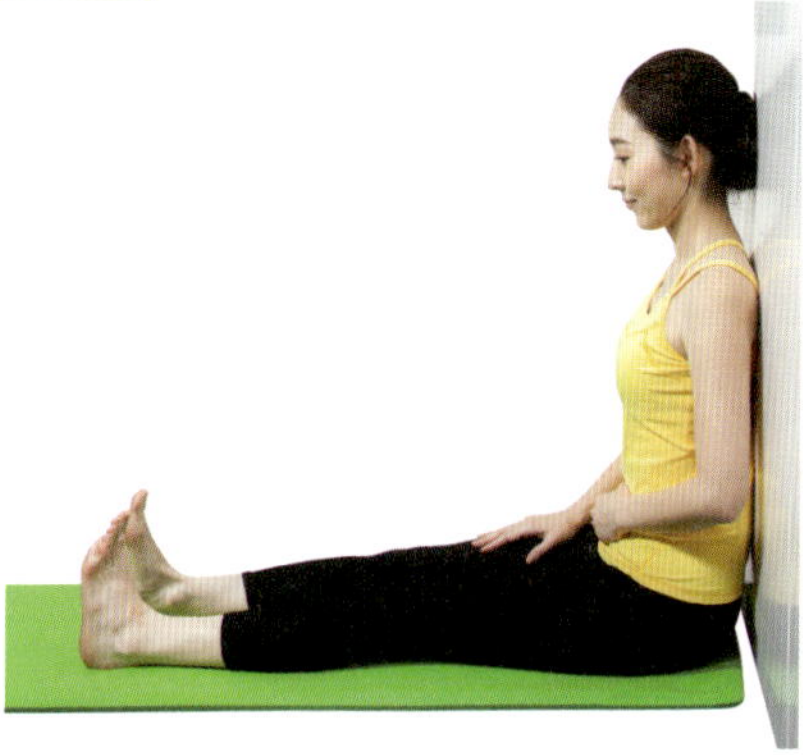

1

両脚はまっすぐ前へ出してかかとを立てます。ストレッチする側の手をお腹に置き、反対側の手は太ももの上に。

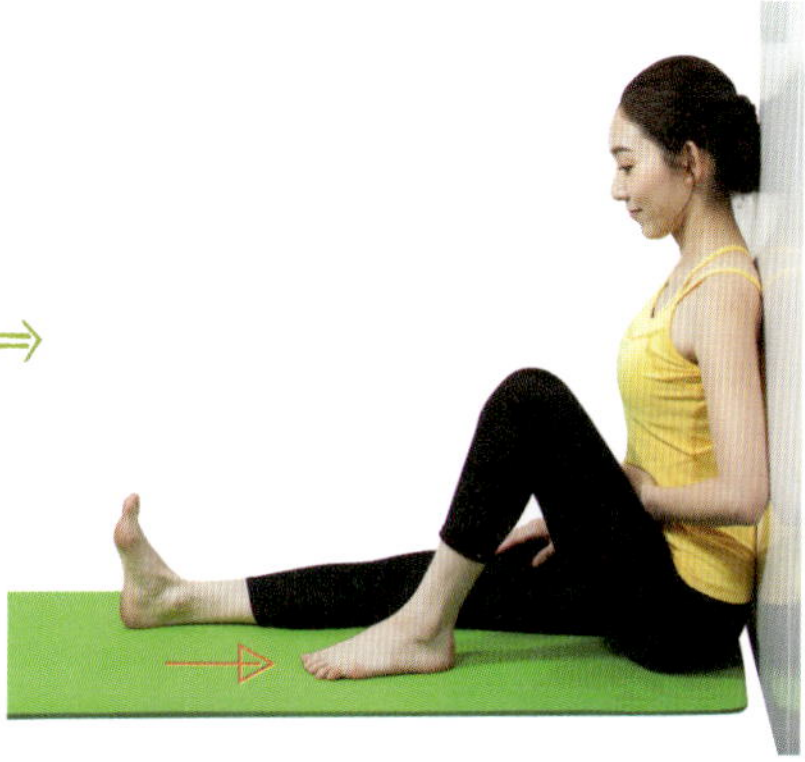

2

足底で床をするようにひざを立て、からだに寄せます。

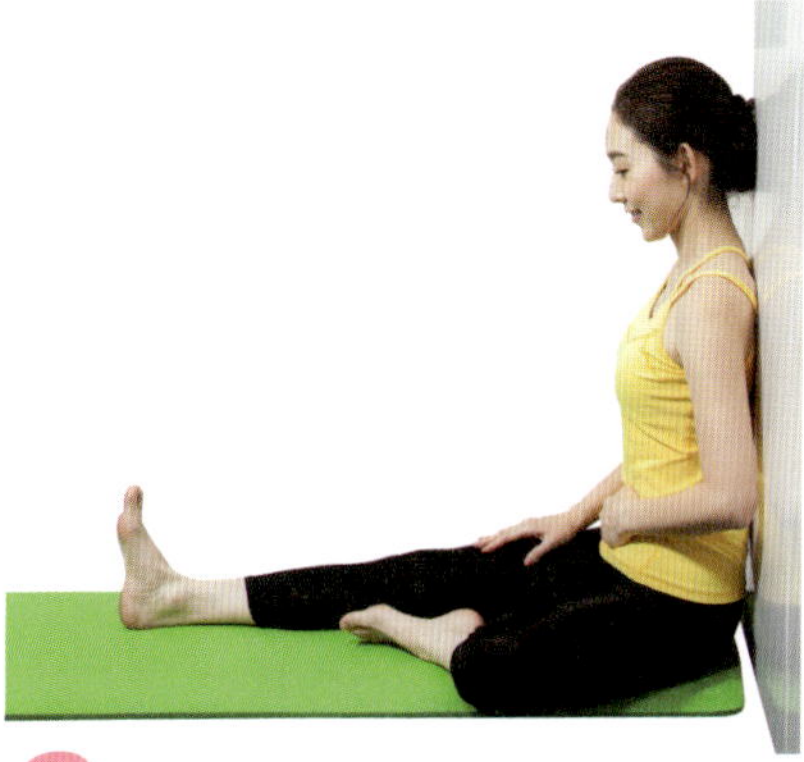

3

お腹が出ないよう手で確認しながら、立てたひざを脱力させる感覚で、パタッと横に開き倒します。

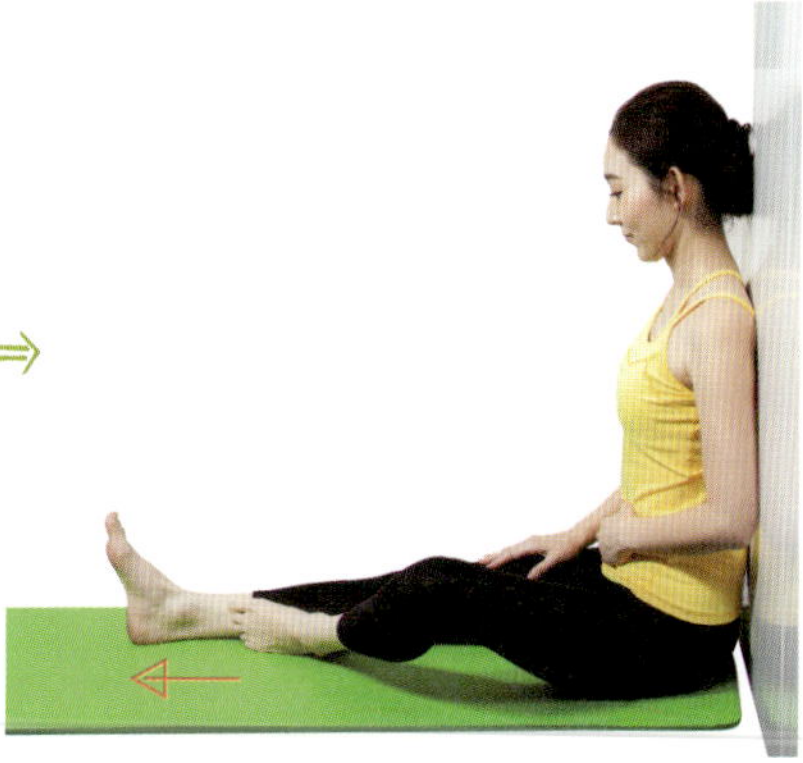

4

足底を軸足に添わせて、スリスリと下ろしていき、両かかとを立てて脚を戻します。手をかえ反対側の脚も同様に。

股関節まわし

股関節と骨盤を取り囲む筋肉や腱をほぐし、整えるストレッチです。立位でおこないますから、足底はしっかりと床につけて。“まわす”のは腰ではありません。脚のつけ根、つまり股関節に意識を集中します。

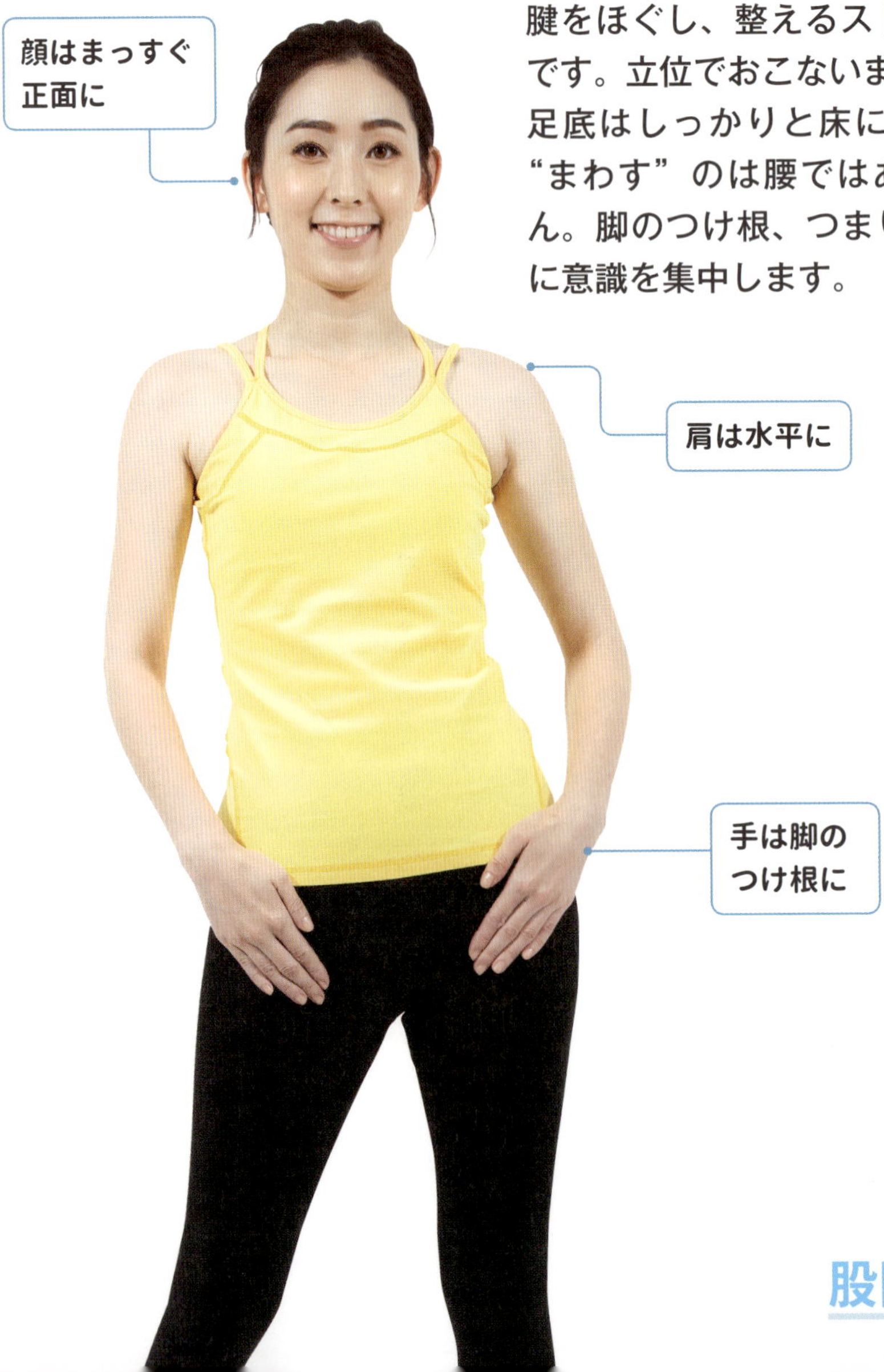
顔はまっすぐ正面に
肩は水平に
手は脚のつけ根に

フラフープのイメージで 股関節からゆっくり回す

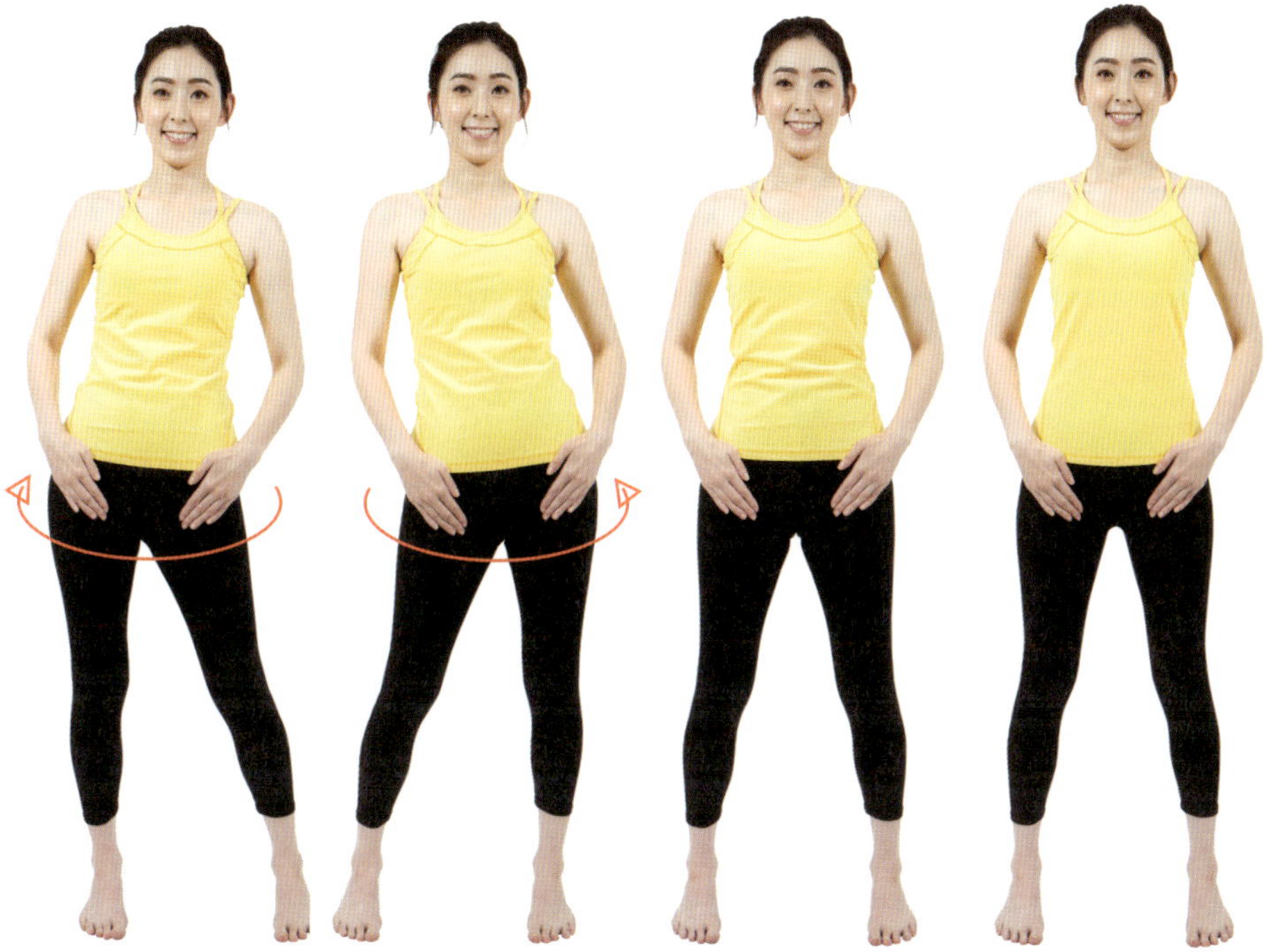

1

両脚は肩幅より少し広く開いて立ちます。両手は股関節の上、脚のつけ根に軽く置き、目線はまっすぐ前に。

2

お腹をひっこめ、脚のつけ根を前に出します。これが股関節まわしのスタート姿勢です。

3

床と水平に腰の位置を保って、脚のつけ根を出したまま半円を描くように左もしくは右に動かします。

4

脚のつけ根を回すように反対側サイドにも動かします。③④を繰り返します。

股関節まわし注意点

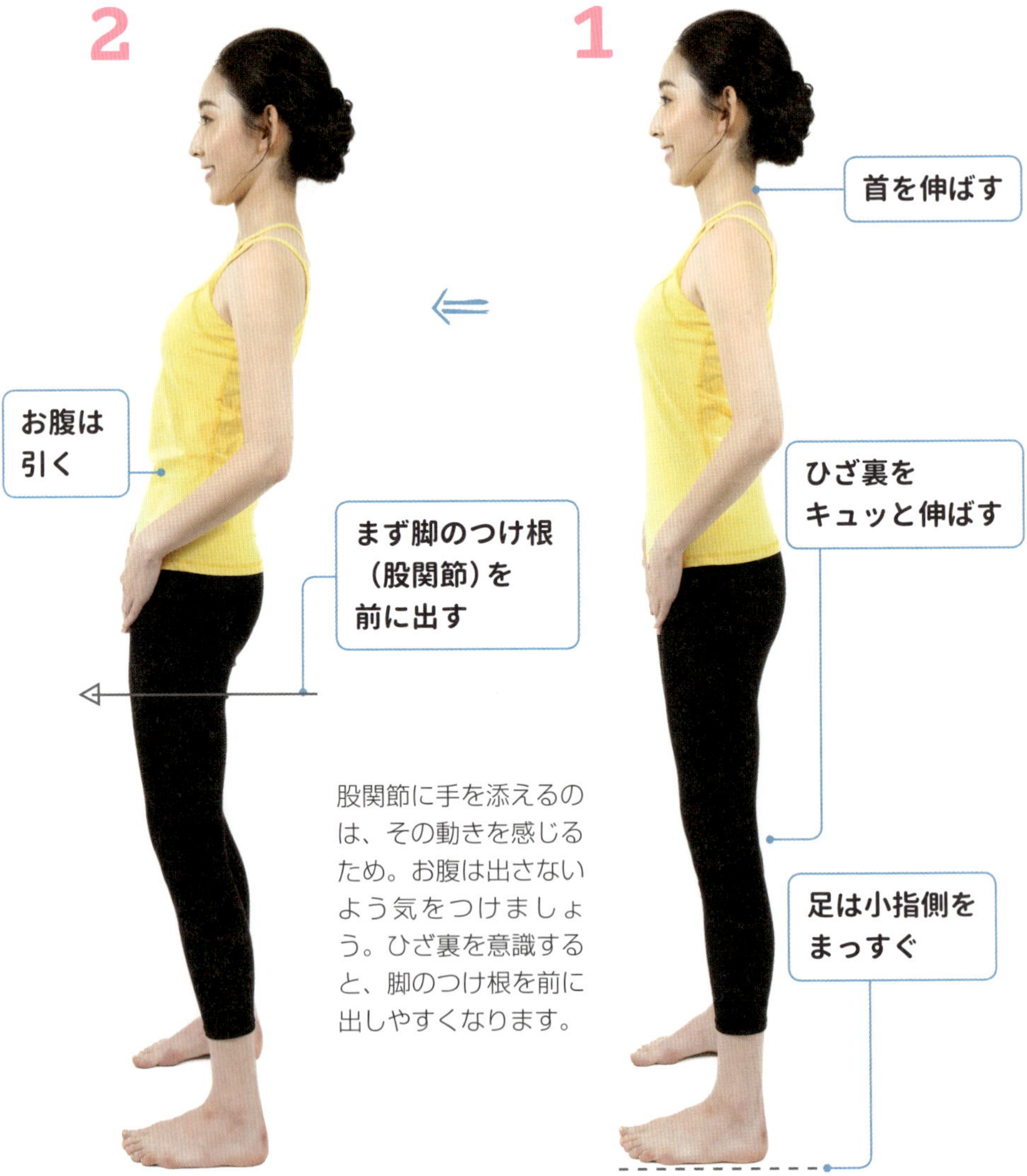

股関節に手を添えるのは、その動きを感じるため。お腹は出さないよう気をつけましょう。ひざ裏を意識すると、脚のつけ根を前に出しやすくなります。

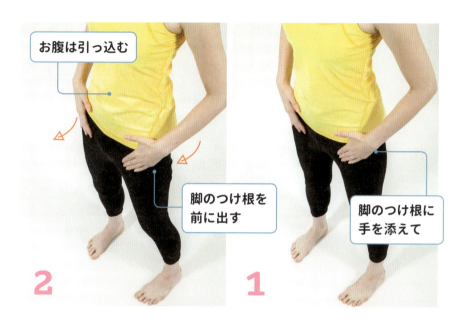

脚のつけ根に
手を添えて
1

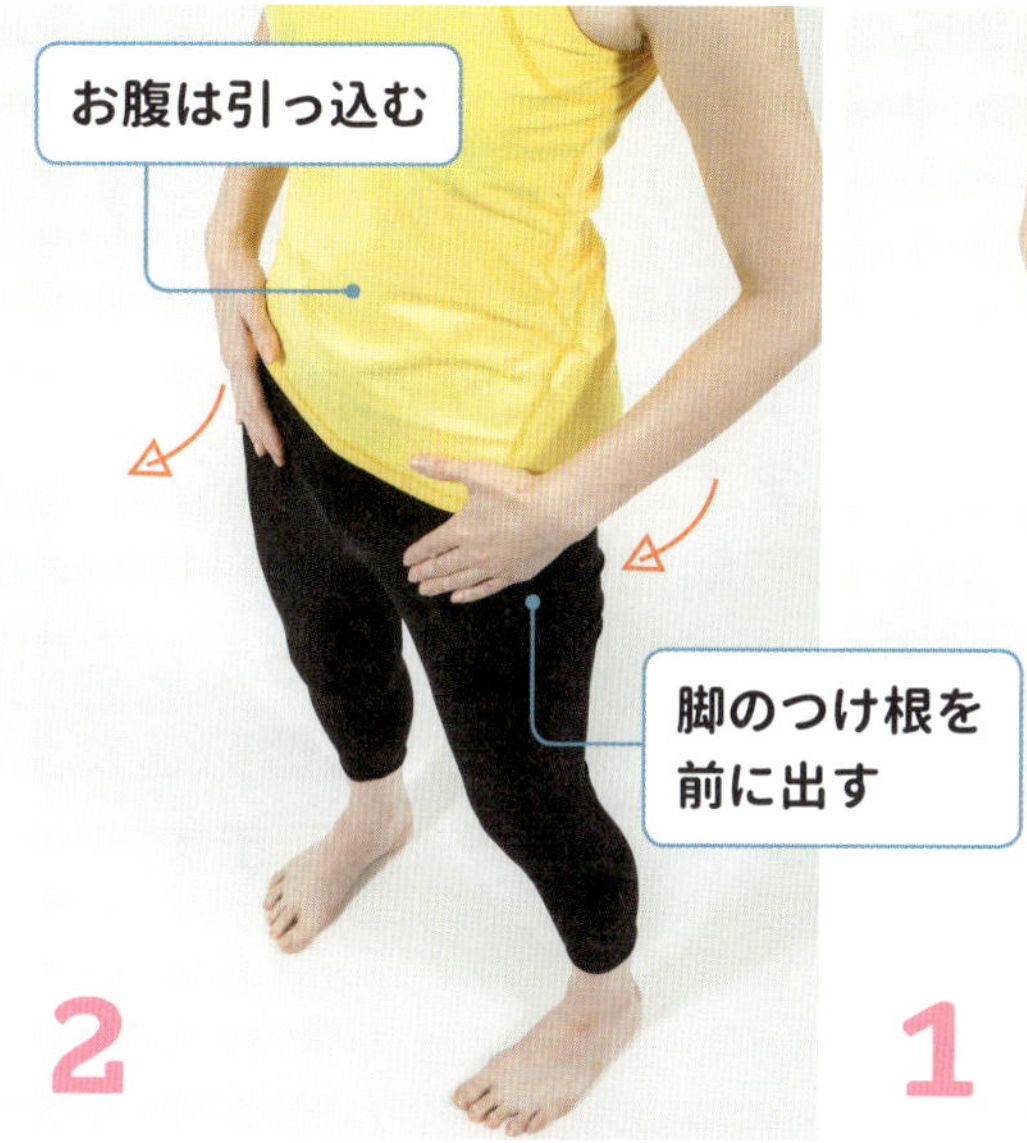
お腹は引っ込む
脚のつけ根を
前に出す
2

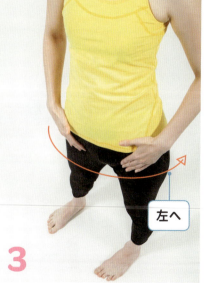

左へ
3

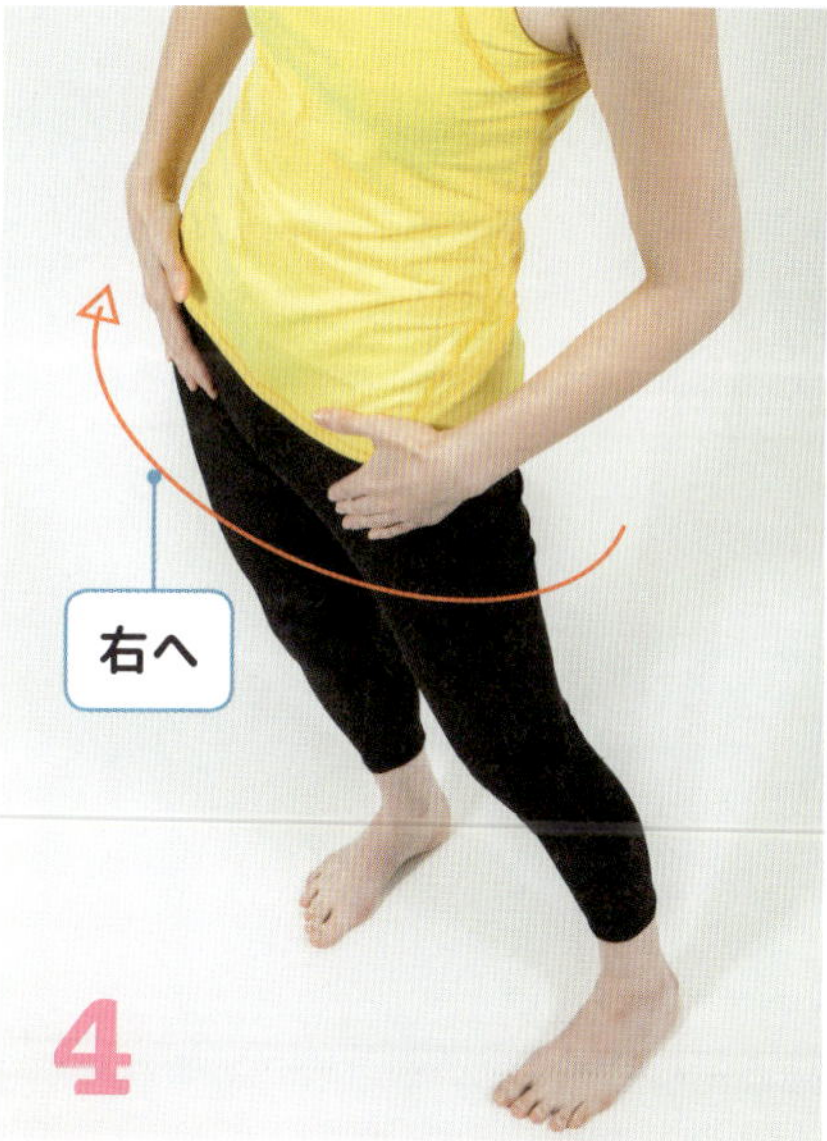
右へ
4

ひざ振り①

ひざを振る振動で股関節を整える

ひざから下の動きは歩くという行為にはとても大切です。ひざ下の動きは股関節と連動しています。ひざ下が正しく動けば、股関節に負担もかかりません。ここでは振動を使ったひざ下の正しい動きで、股関節を整えるストレッチを紹介します。

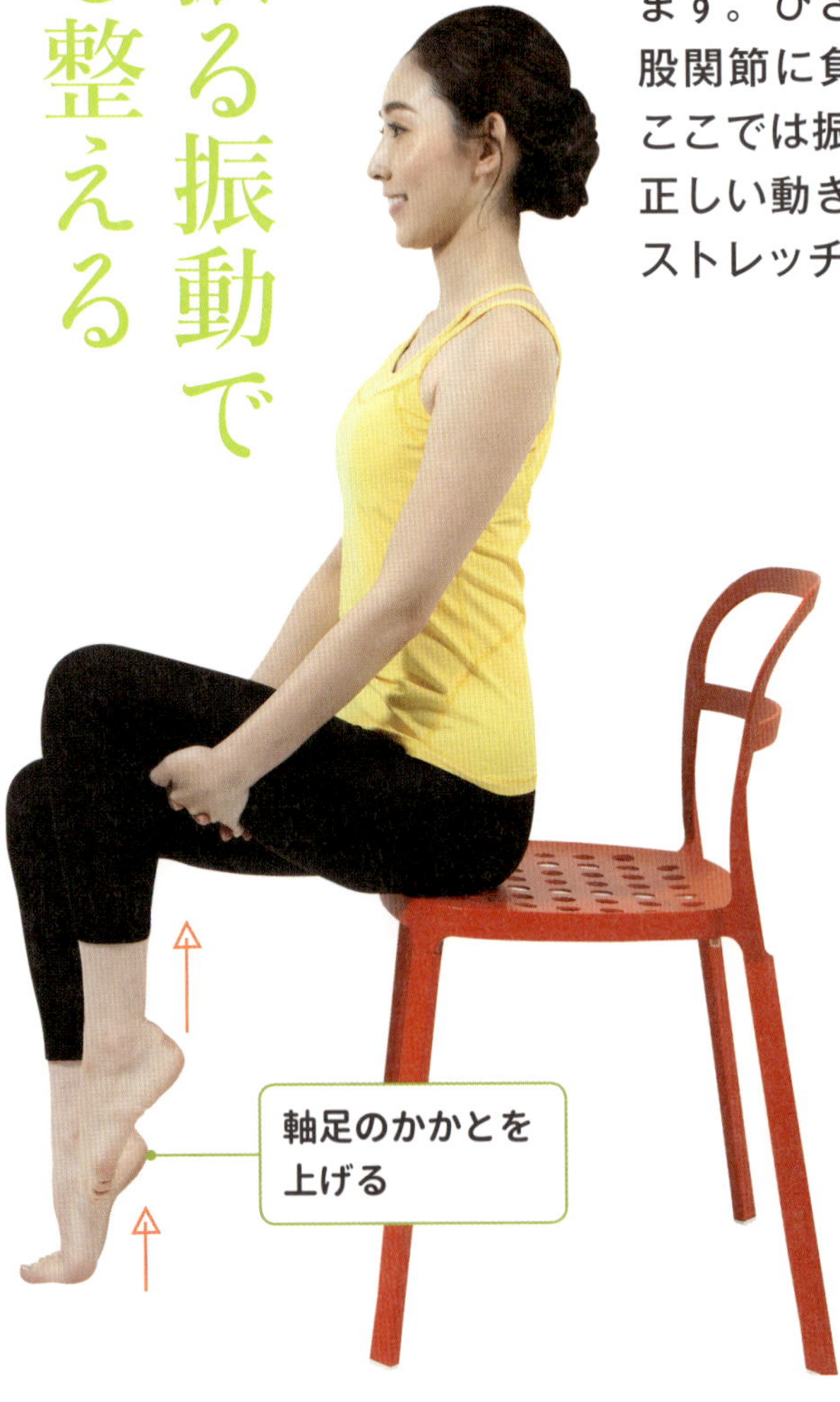

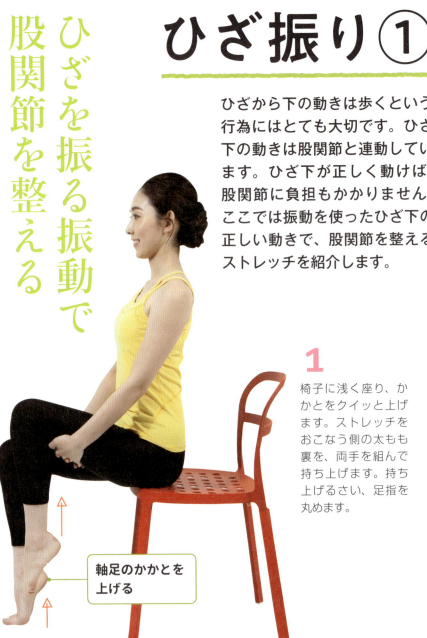

1

椅子に浅く座り、かかとをクイッと上げます。ストレッチをおこなう側の太もも裏を、両手を組んで持ち上げます。持ち上げるさい、足指を丸めます。

やり方

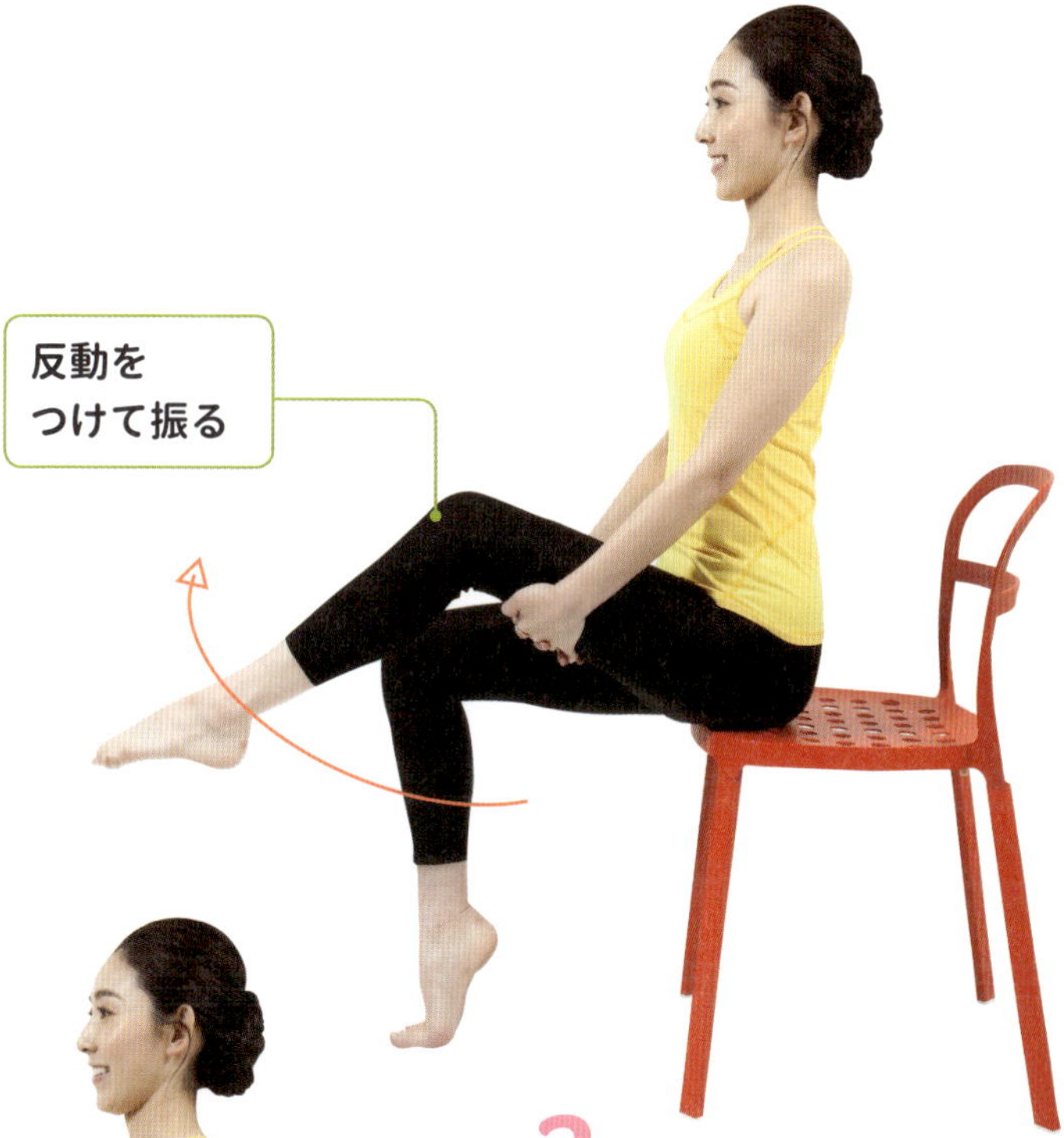

2

足の甲は伸ばしたまま、ひざ下を前に反動をつけてポンと出します。薬指と中指を前方へ押し出すようにするのがポイント。

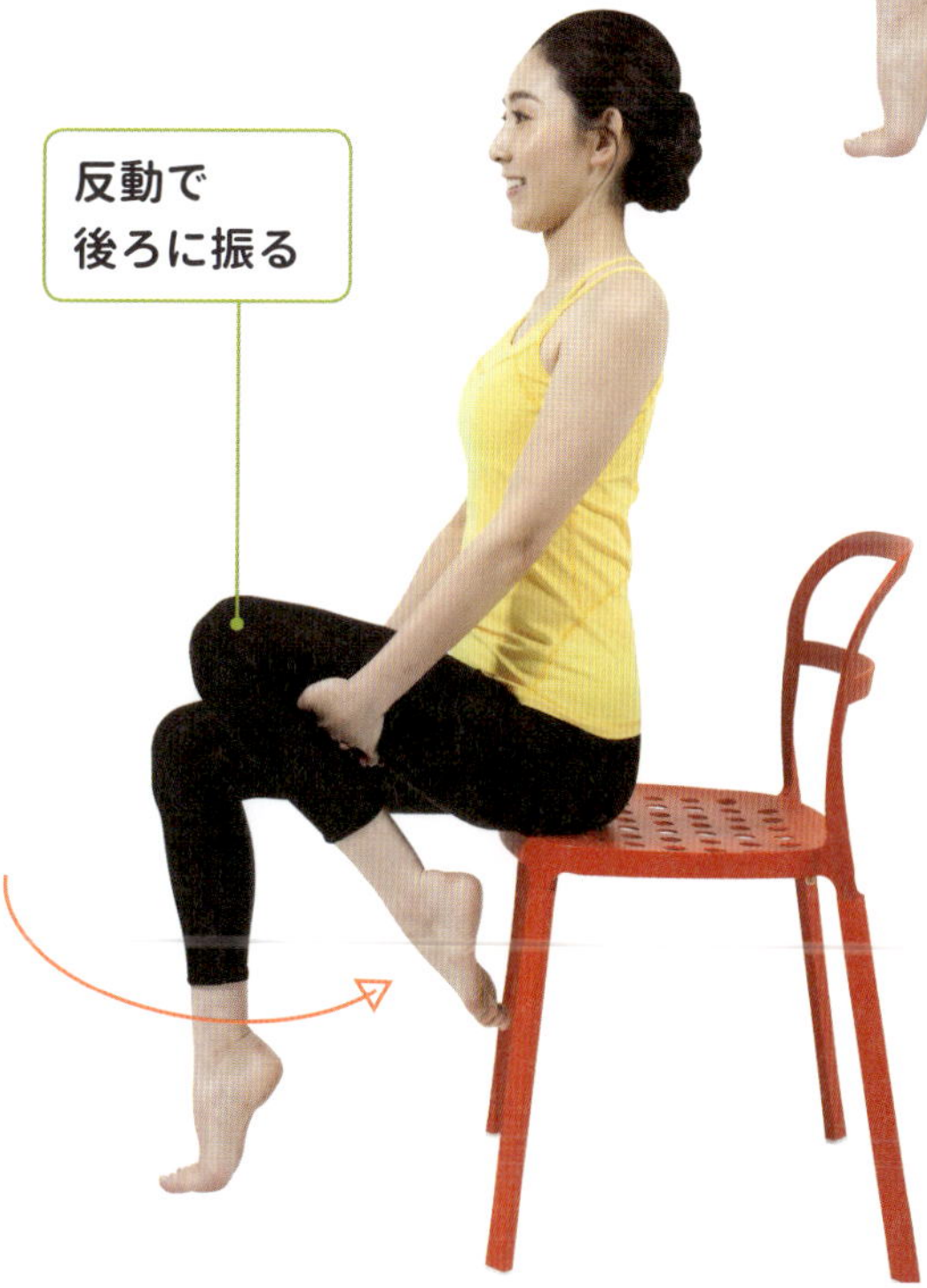

3

前に出したひざ下を、反動で後ろに振ります。ひざ下の動きが股関節に伝わるのがわかると思います。

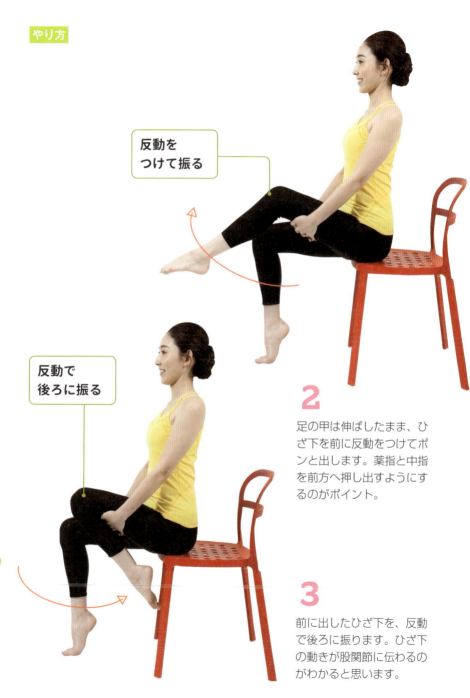

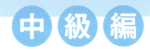

ひざ振り②

「ひざ振り」を立って体感し、歩行に活かしていくストレッチです。グラつかないように椅子の背を利用します。慣れないうちは視線を落とし、ひざ下を振り出したときに足先が鼻先越しに見えることを意識しましょう。

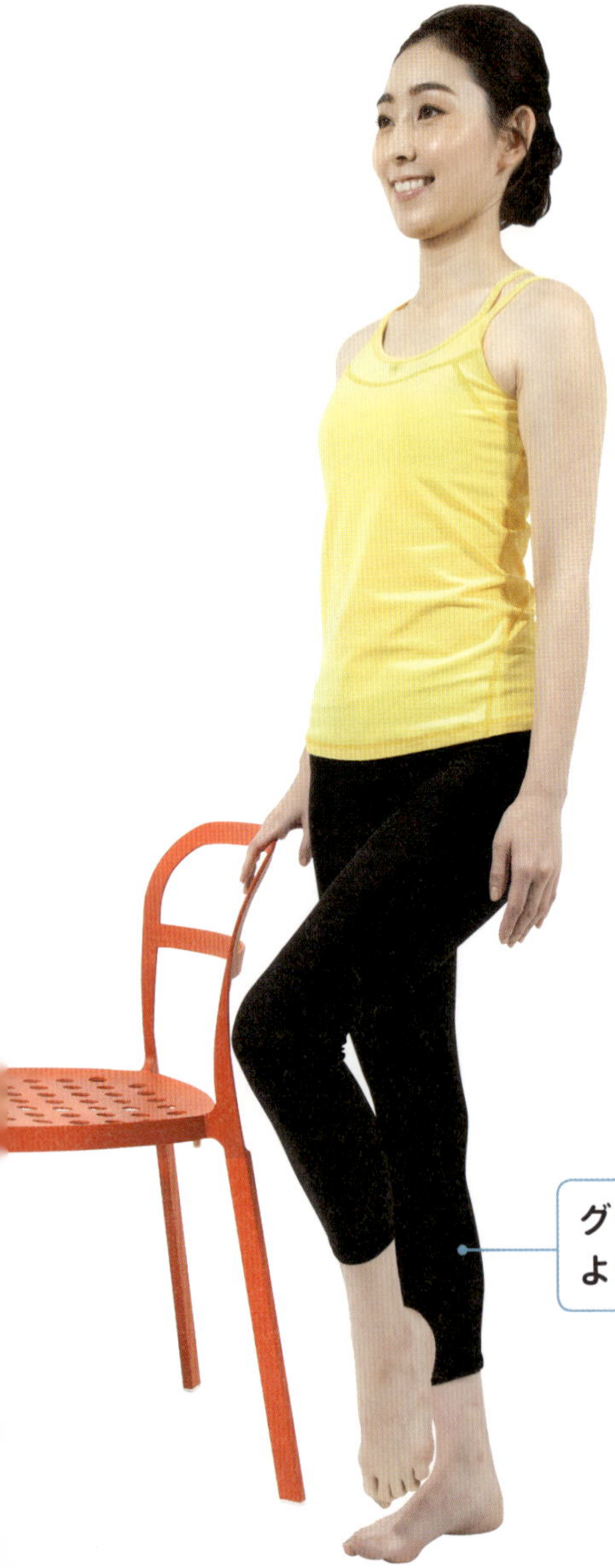

1

椅子の背に手を添えて立ちます。軸脚は椅子側にするのが安定します。振り出す脚は足指を丸めます。

股関節の可動域を広げていく

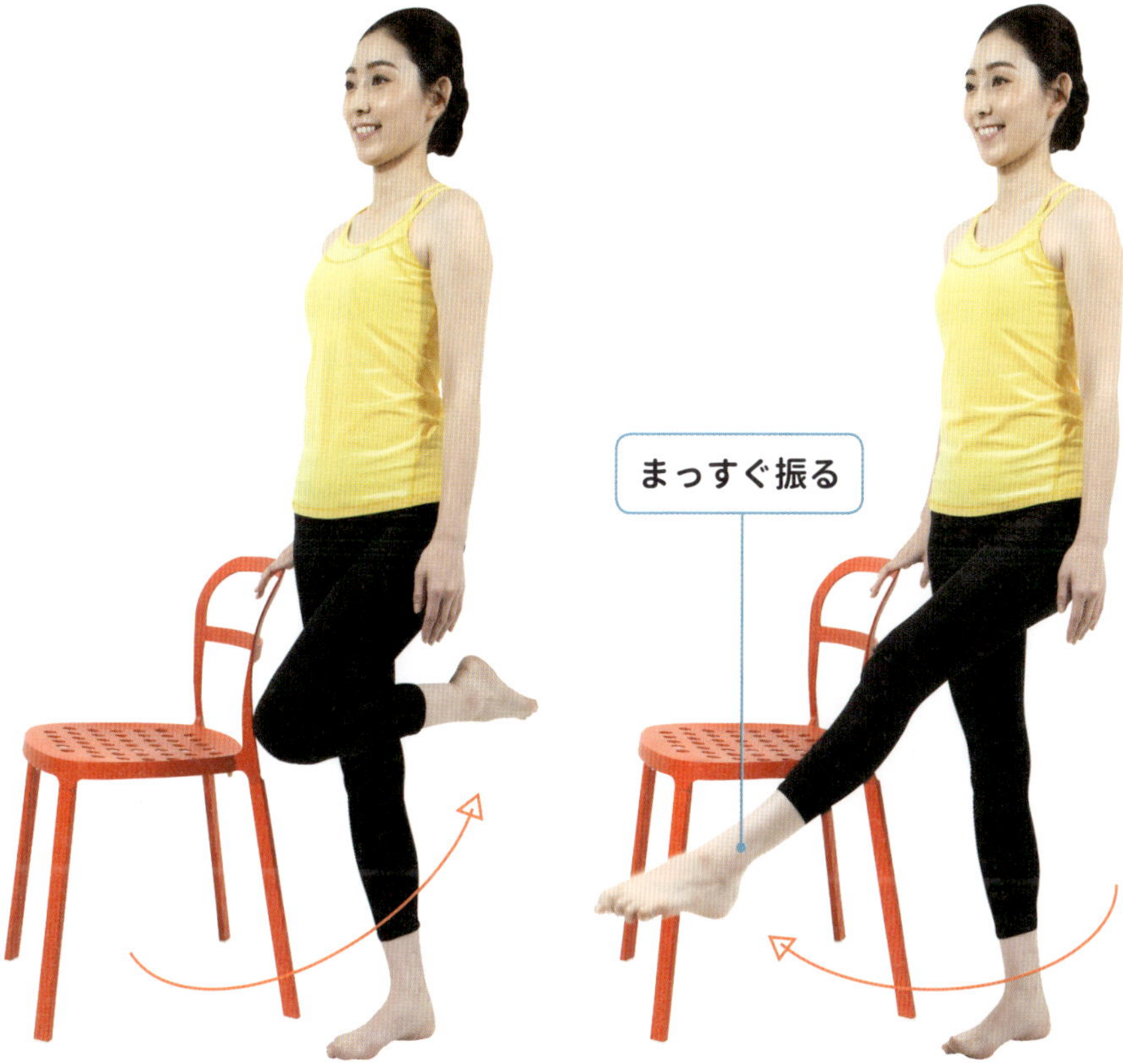

2

上半身はぶれないように立ち、脚を振り出していきます。ひざが内側に入らないようまっすぐを意識してください。

3

真後ろに脚を振りもどします。立った姿勢でひざ下の動きを股関節に連動させることが、このストレッチの目的です。

内脚のばし

脚の内側の筋肉と腱のこわばりをほぐし、伸ばすストレッチです。街中にはさまざまなシチュエーションがあります。歩道には微妙な傾斜がついていますし、平坦な道のほうが珍しい。どんな場面にも対応できる股関節に整えましょう。

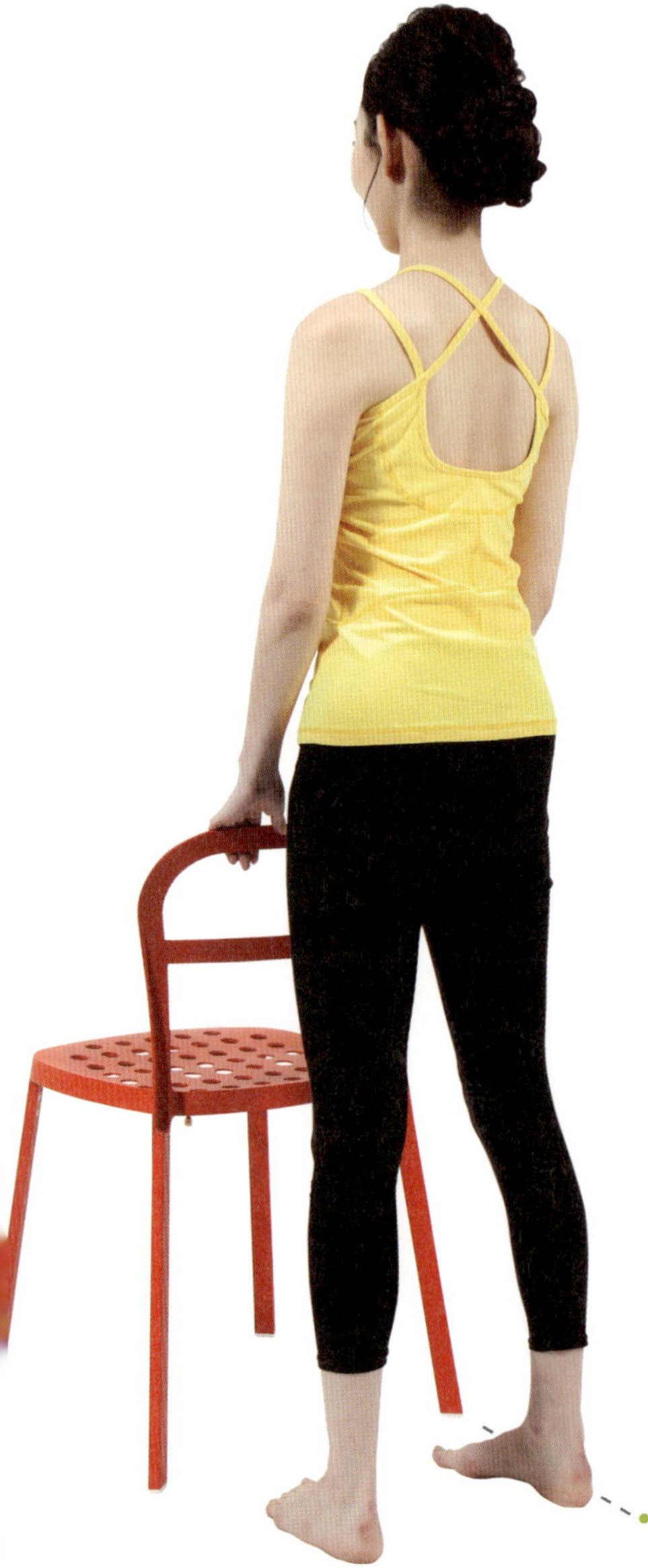

1

椅子の背に手を添えて立ちます。脚は肩幅に開き、足は小指側をまっすぐ。足底を床にしっかりとつけます。

脚の内側の筋肉をゆっくり伸ばしていく

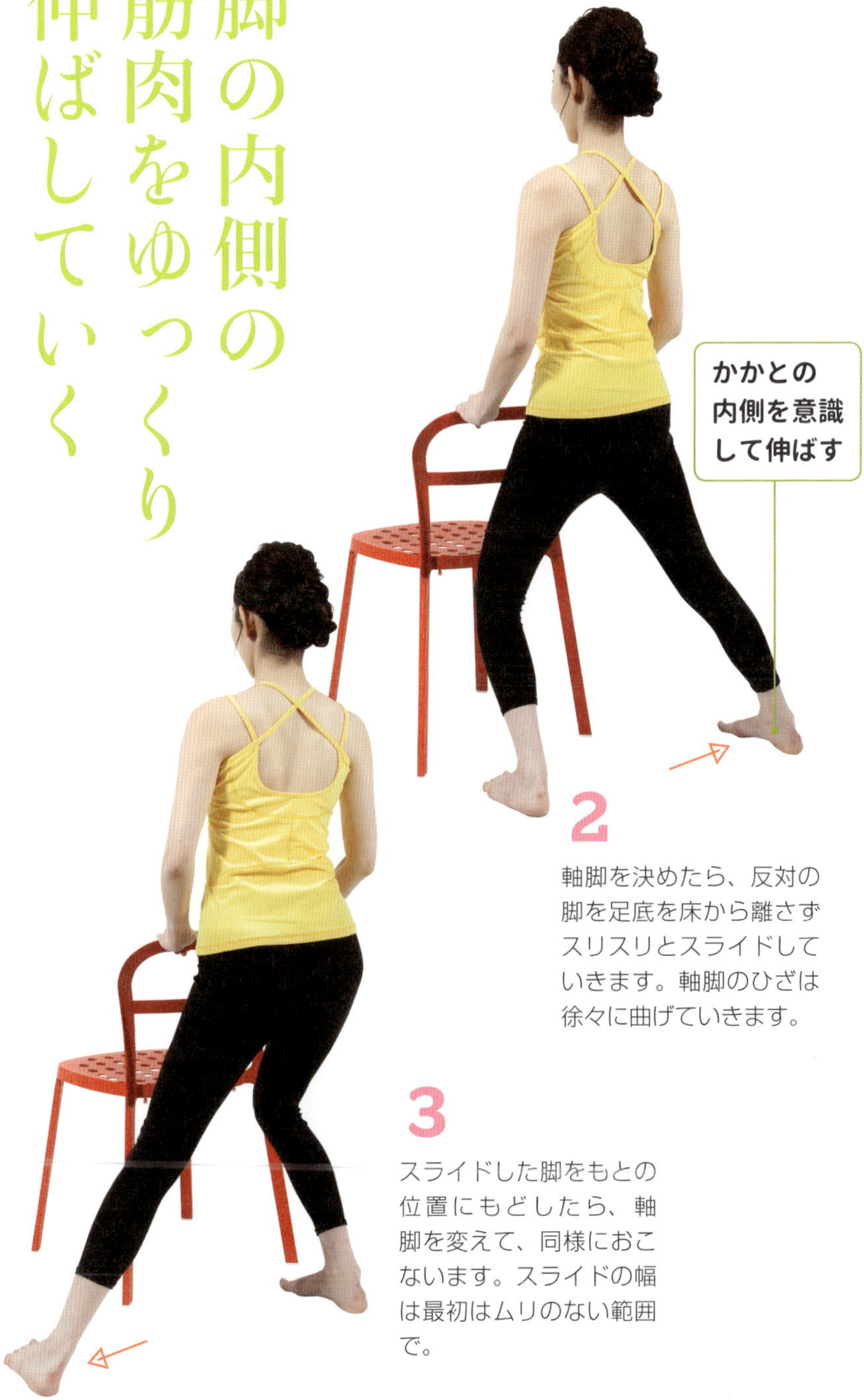
かかとの
内側を意識
して伸ばす

2

軸脚を決めたら、反対の脚を足底を床から離さずスリスリとスライドしていきます。軸脚のひざは徐々に曲げていきます。

3

スライドした脚をもとの位置にもどしたら、軸脚を変えて、同様におこないます。スライドの幅は最初はムリのない範囲で。

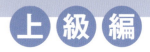

股関節スクワット

スクワットはいまブームのようですが、このスクワットはそれらとは異なるものです。股関節を中心に下半身の歪みを整え、上半身のズレも同事に整えていきます。ふつうのスクワットより少ない負荷でおこなえます。

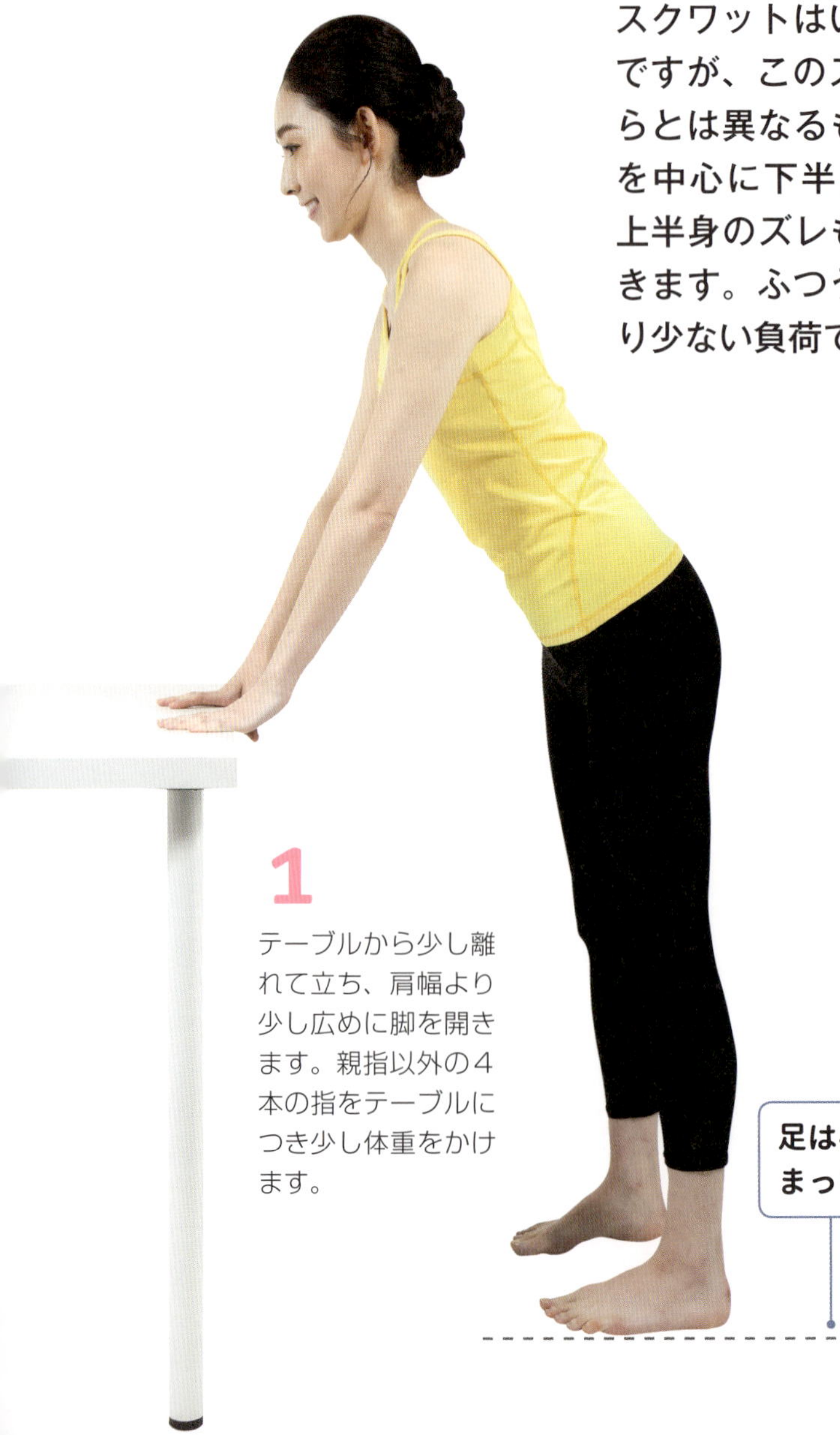

1

テーブルから少し離れて立ち、肩幅より少し広めに脚を開きます。親指以外の4本の指をテーブルにつき少し体重をかけます。

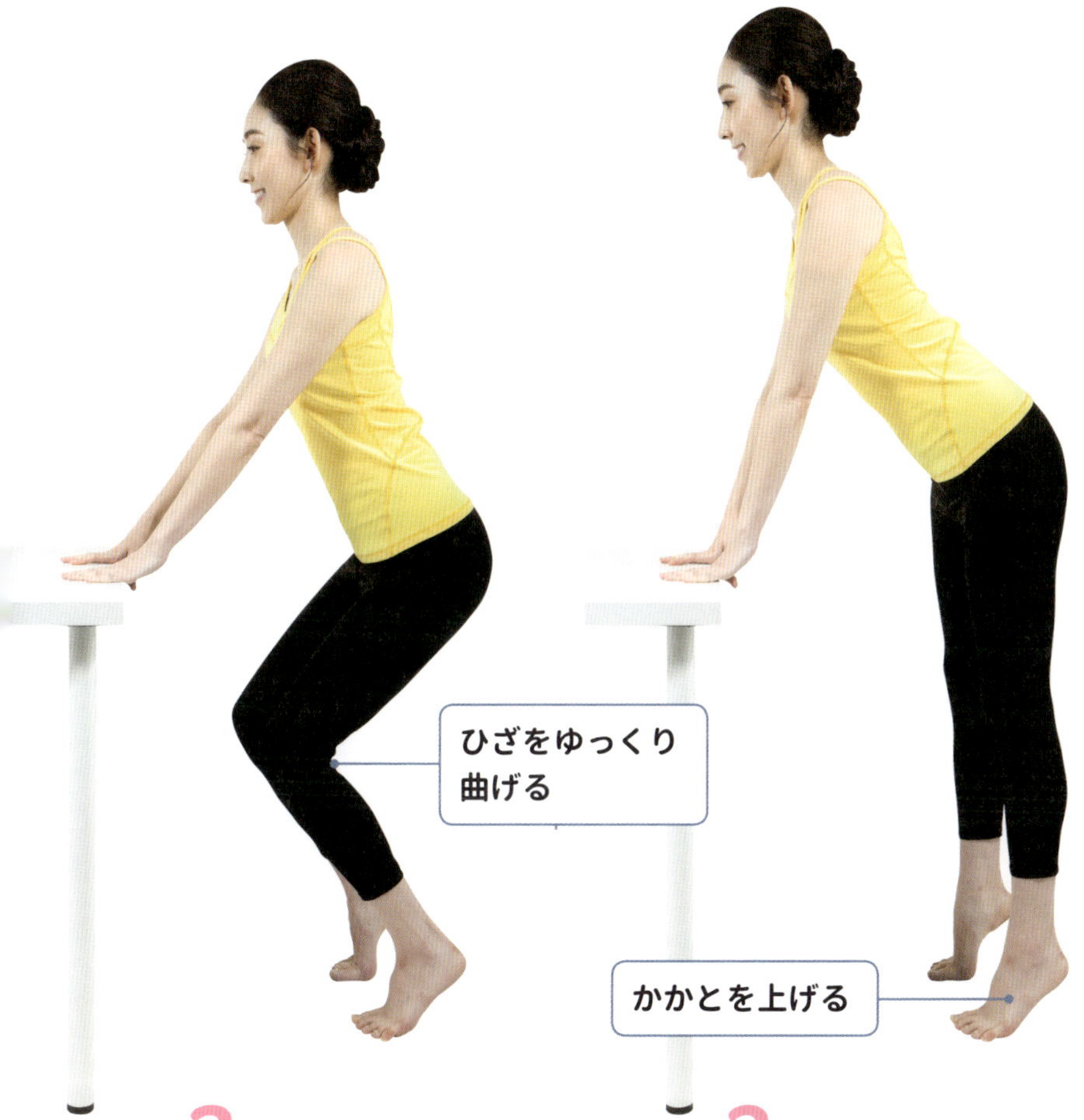
かかとを上げる
ひざをゆっくり曲げる

2

かかとをクイッと上げます。みぞおちを上げて首を伸ばします。上半身がスッと伸びている意識をもちましょう。

3

ひざを曲げながらお尻の底部を下ろします。ひざを元に戻す際は最後に“トン”とかかとを落とします。この刺激で骨も鍛えられます。

腰を痛めず股関節だけ鍛えられる

補助運動❶ 前肩なおし

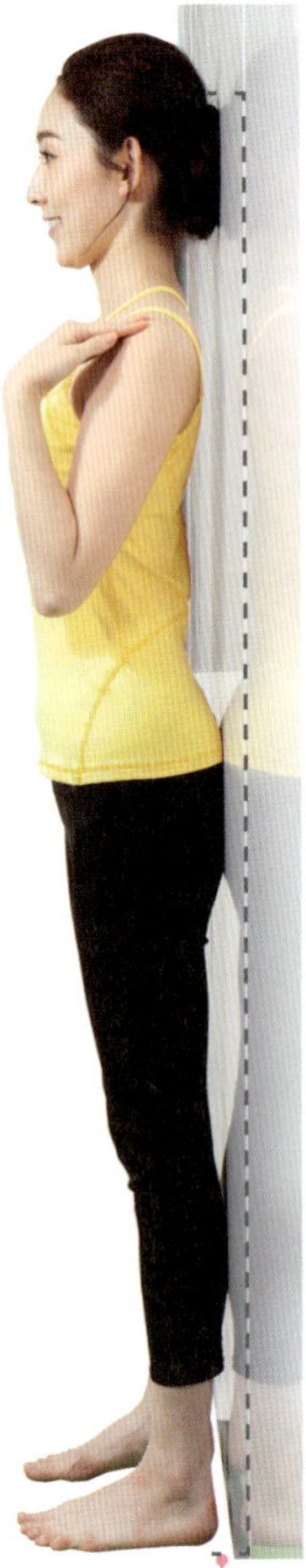

1

肩幅程度に足幅を決め、スッと上へからだをもち上げ、壁に背をつけて立ちます。ひじを正面に向けて指を肩先に置き、肩が上がらないようひじを下げます。

ぴったりくっつける

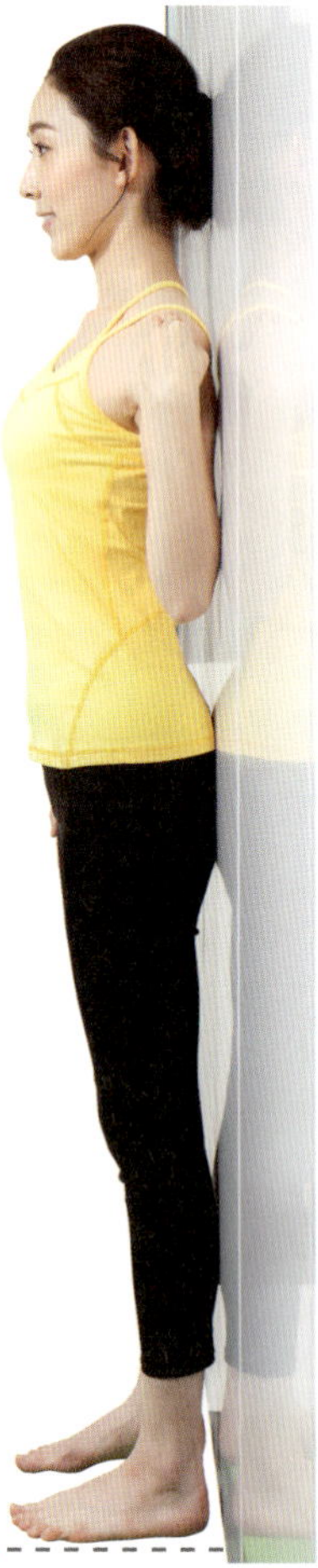

2

手を肩から離さず、横に開きます。肩甲骨を寄せながら、できるだけ真横に開きましょう。

足は小指側をまっすぐ

股関節は下半身と上半身の連結の要です。そのため上半身に歪みやズレがあれば、股関節に負担がかかるのです。そこで、ここでは肩の歪みにアプローチし、猫背を直して股関節の負荷を軽くするストレッチを紹介します。

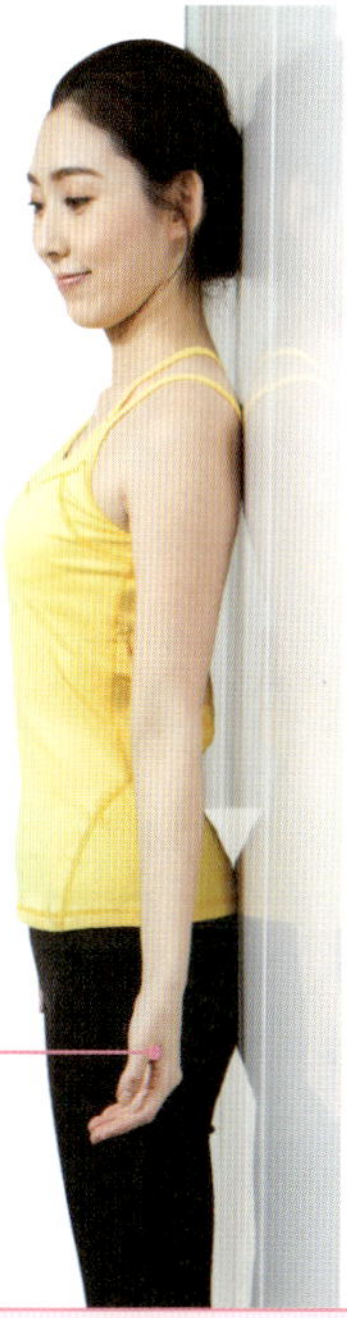

4

肩に置いた手をパタンと脱力します。手のひらは正面を向いていますか？

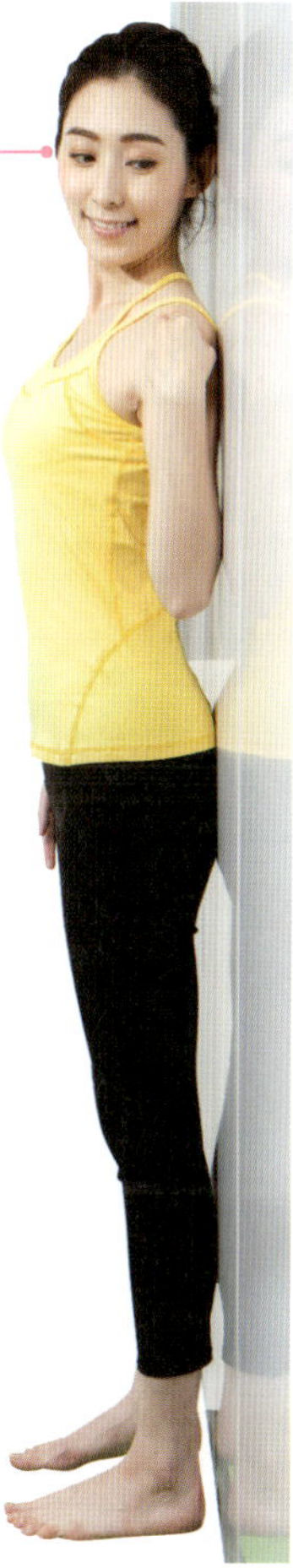

3

肩に置いた指先を、首をクルリとまわして見ます。もう片方の肩が壁から離れないように注意しましょう。

座ってもOK

座っておこなう場合は、脚幅は股関節幅に。ひざを真上に、かかとを立てておこないましょう。

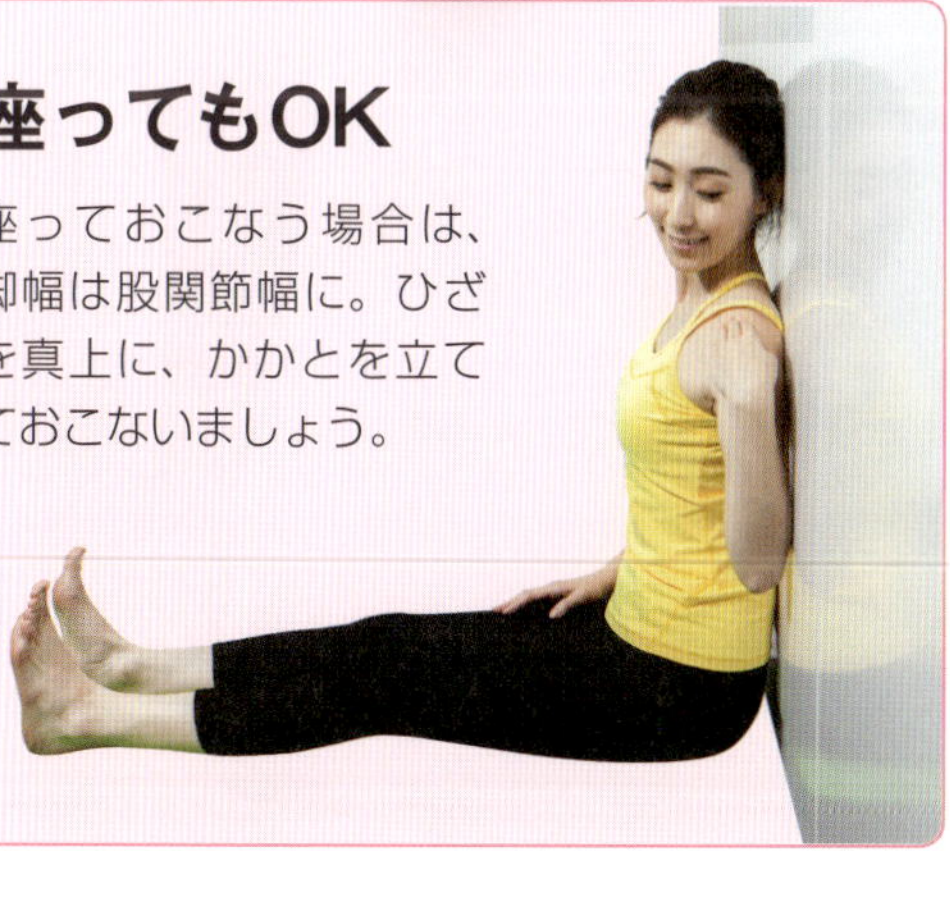

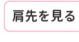

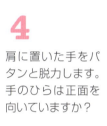

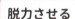

補助運動❷ うで伸ばし

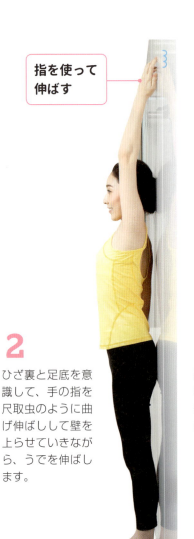

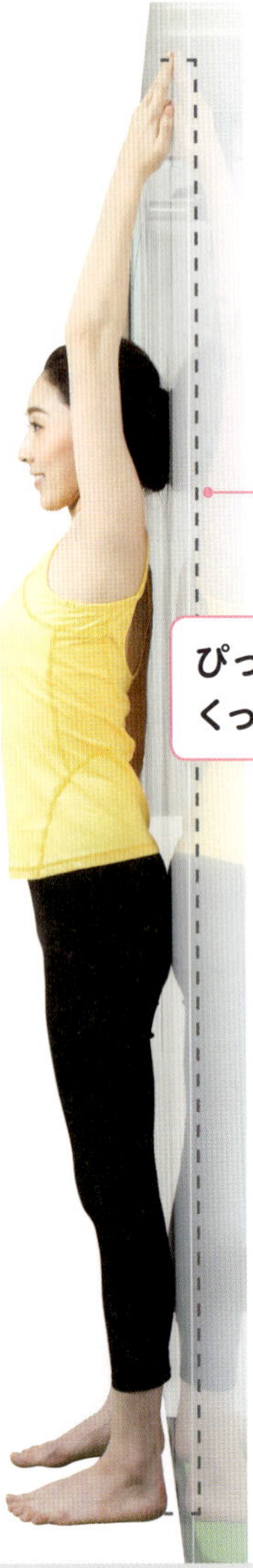

1

壁を背に立ち、手を真上に上げて手のひらを壁につけます。

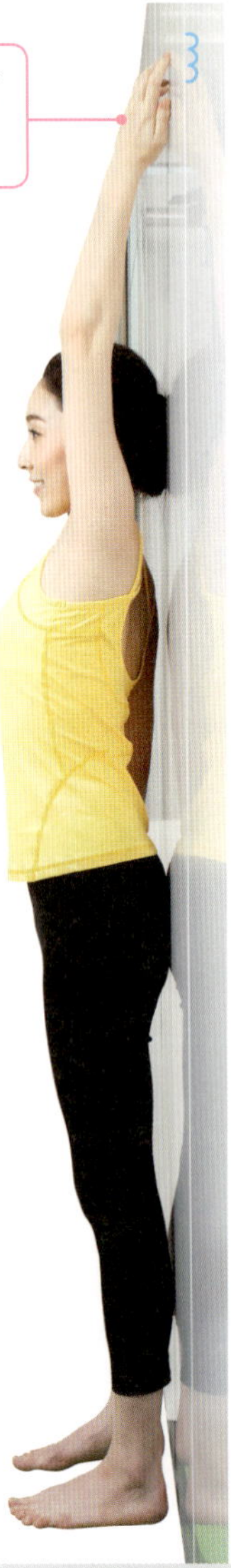

2

ひざ裏と足底を意識して、手の指を尺取虫のように曲げ伸ばしして壁を上らせていきながら、うでを伸ばします。

腕をグ～ンと真上へと伸ばしていきます。このストレッチは硬くなっている肩甲骨をほぐし、やわらかくします。肩甲骨がほぐれると首が上へとスッと伸びます。中心軸がブレないように注意しましょう。「前肩なおし」と同様に座っておこなうことも可能です。

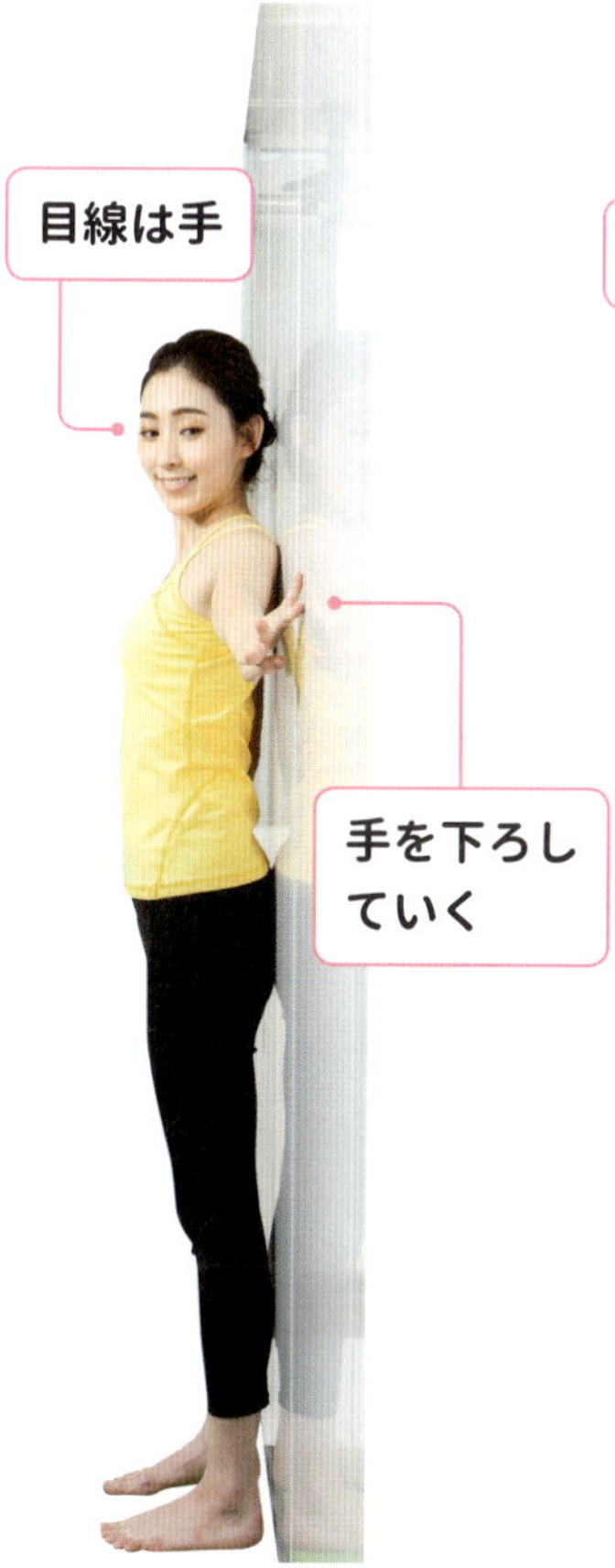

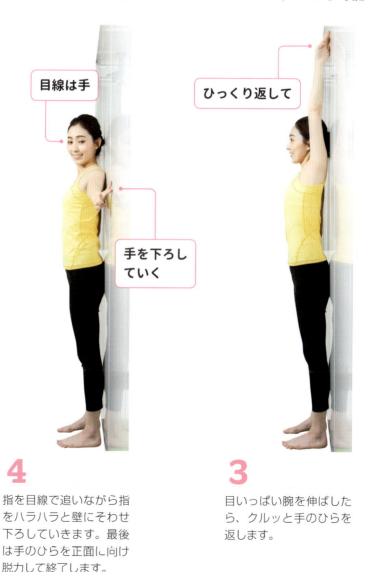

4

指を目線で追いながら指をハラハラと壁にそわせ下ろしていきます。最後は手のひらを正面に向け脱力して終了します。

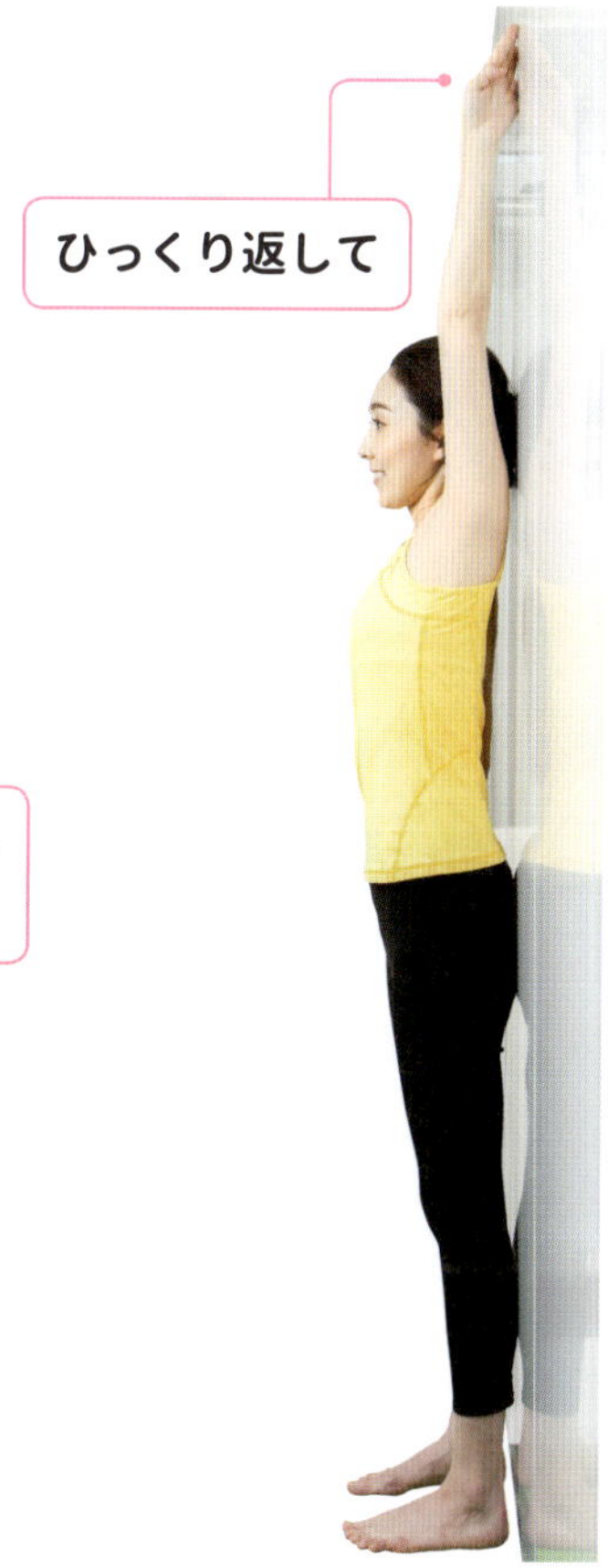

3

目いっぱい腕を伸ばしたら、クルッと手のひらを返します。

補助運動❸ うで下げ

肩甲骨を寄せ、前肩を直し、首を持ち上げていくストレッチです。肩こりの人にも効果があります。グラつかないように、ひざ裏を伸ばし、足底をしっかり床につけておこないましょう。

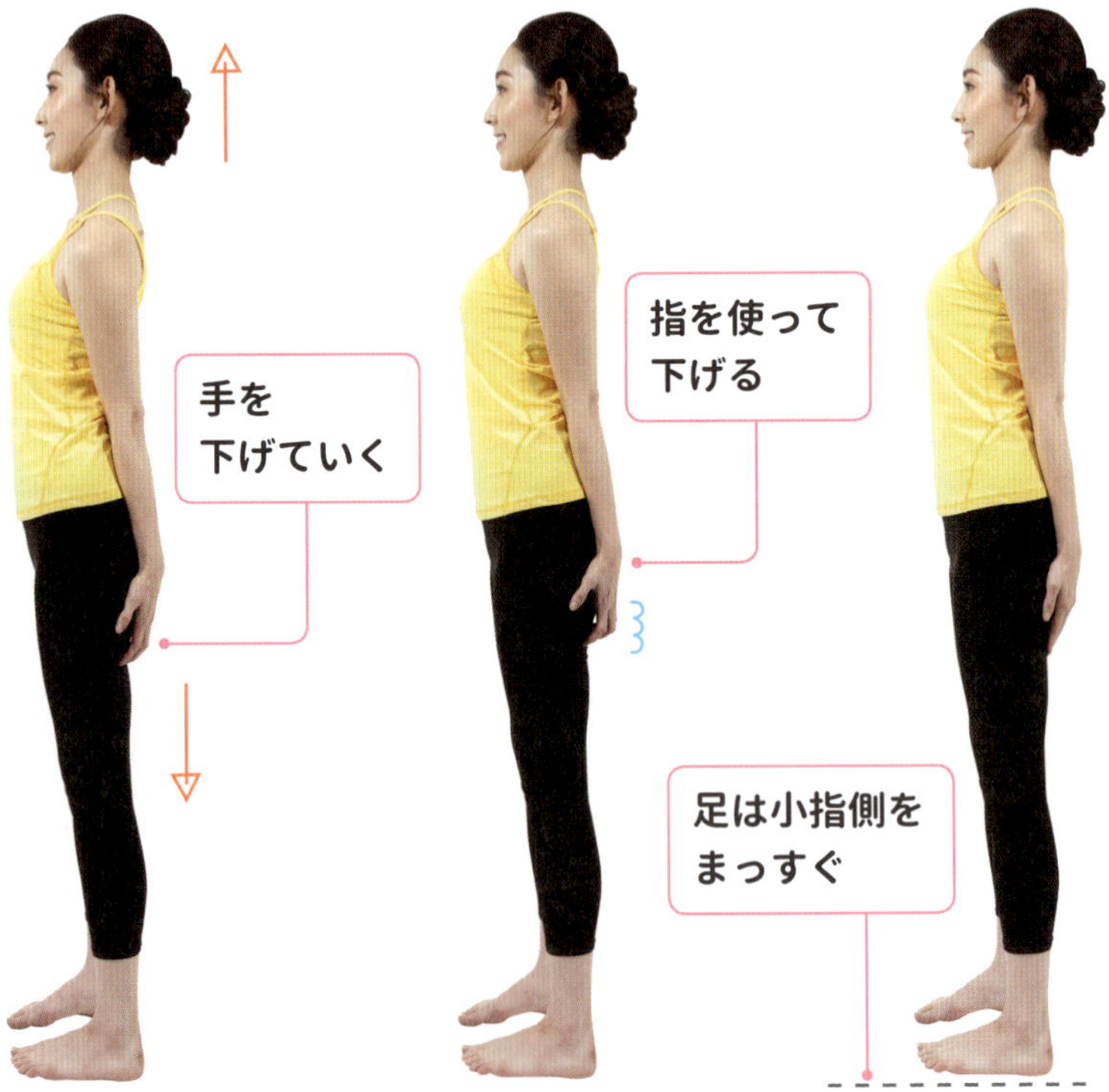
手を
下げていく
指を使って
下げる
足は小指側を
まっすぐ

1

脚は肩幅に開いて、小指側をまっすぐにして立ち、うでを下におろして、手のひらをお尻に置く。

2

手の指を尺取虫のように曲げ伸ばししてお尻の下までおろしていく。

3

目いっぱい指を下げていく。このときからだが曲がらないように注意。

3

実践！股関節ウォーキング

——いくら歩いても疲れない！転ばない！

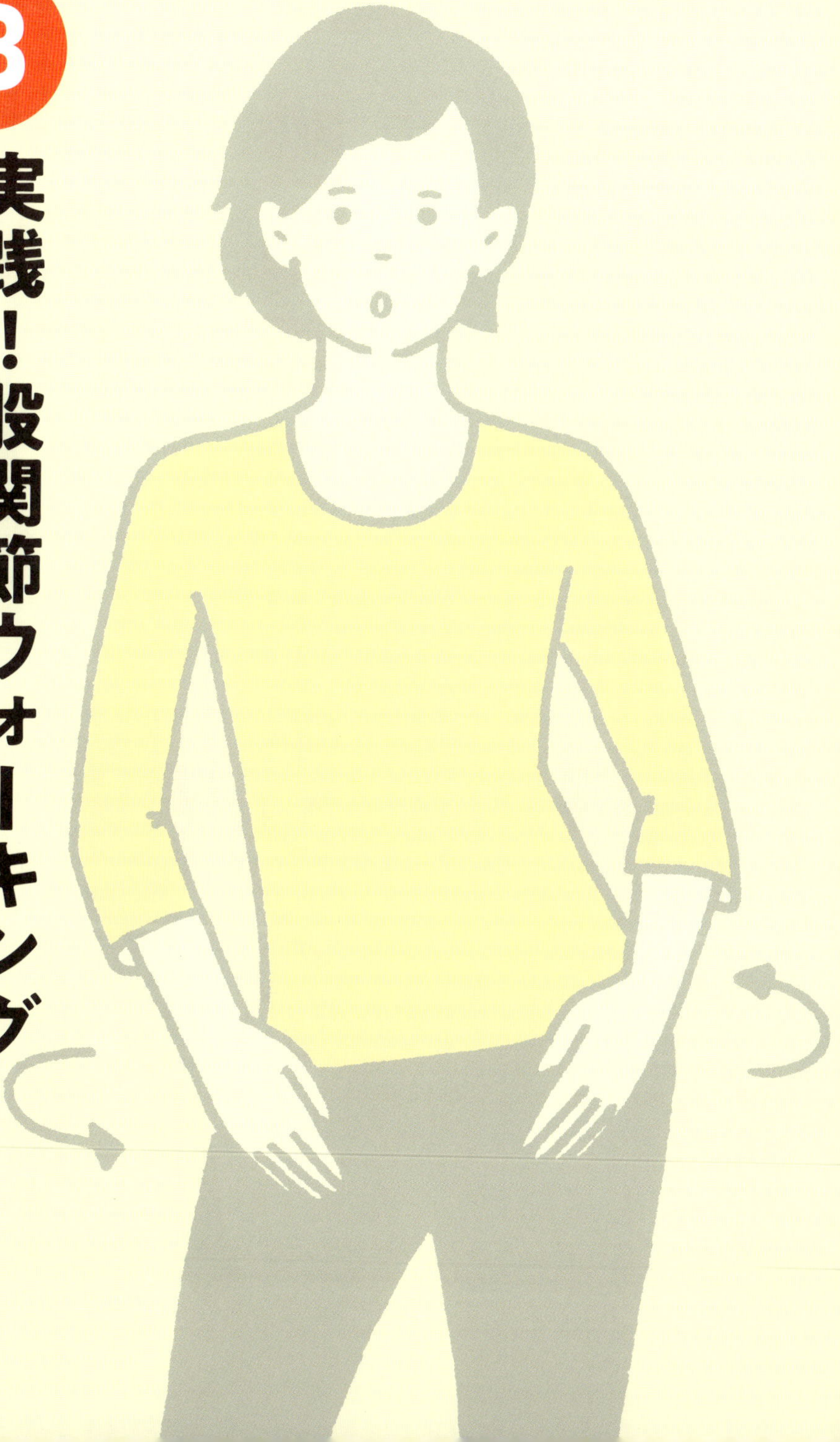

新習慣

股関節ウォーキングなら疲れない。転ばない。

考えてみれば、**わたしたちは誰からも〝歩き方〟を教えられたことはありません。**いってみれば〝我流〟で歩いてきたわけです。でも、重い頭をからだの上にのせていますから、長年我流をつづけているとあちこちにバランスのくずれが生じてきます。そこで「歩き方」が重要になる

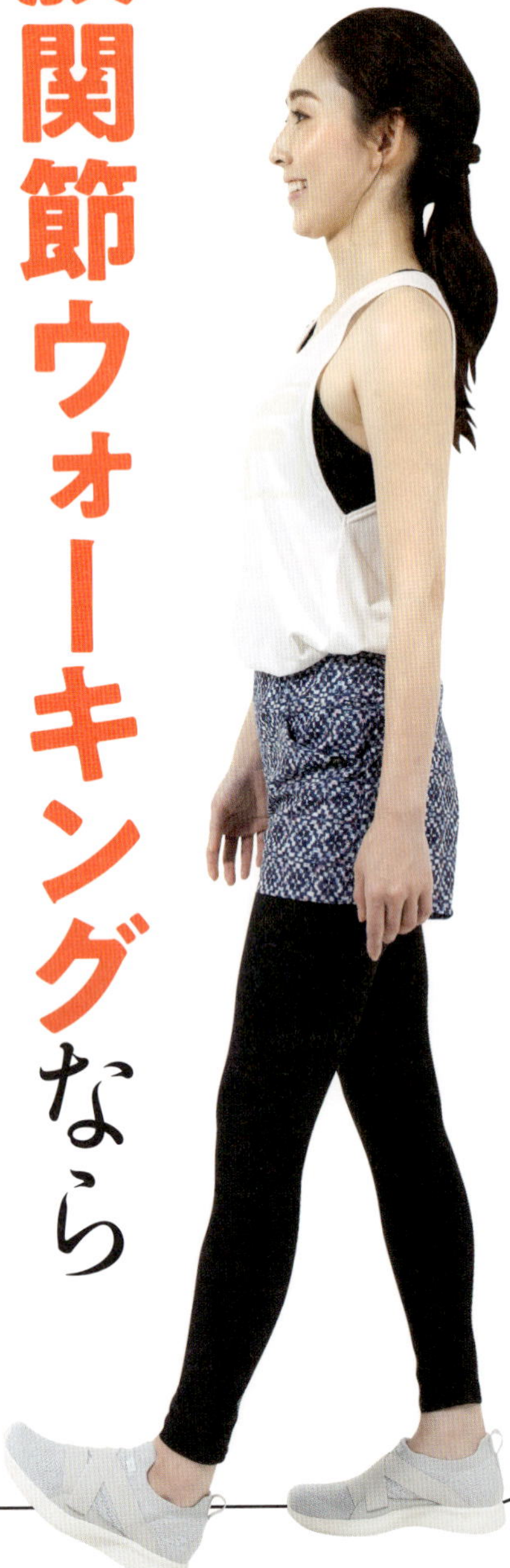

わけです。

この章では**「疲れない」「転ばない」歩き方**を実践していきます。そのためには「下がらないからだ」をつくることです。でもこの言葉、にわかには理解できませんよね。ご説明しましょう。

1章でもお話ししましたが、筋肉には大きく分けて「表層筋」「深層筋」があります。表層筋はからだを外からの刺激に対して〝守る〟という役割を主に担っていて、力強く硬い筋肉です。

この筋肉に対して**深層筋には、骨や腱に寄り添ってしなやかに縦に伸びる〝抗重力筋〟が多いの**です。抗重力筋は、下へ下へと下がってしまう体勢を、上へ上へと伸びるようにはたらきます。

抗重力筋が集中しているのは、からだの内側です。アスリートが重要視している「体幹」も内側の筋肉が発達することでつくられます。そう、歩く姿勢にも、この体幹を鍛える必要があるのです。

さあ、その意識で股関節ウォーキングにとり組みましょう。

＼ 新習慣 ／
1

正しい歩き方は5度内股

歩き出す前に、**「正しい歩き方」のポイント**をチェックしていきましょう。

まず、姿見の前に立ってください。足幅はこぶしひとつあけます。ほとんどの方は、足が外側に少し開いていると思います。そのラインを5度内側に寄せます。すると親指が少し中央に向き、ほかの4本の指が前を向いて小指側がまっすぐになります。これが正しい歩き方のスタート時点です。**脚の内側と裏側の筋肉がきちんと使われている**ことがわかるはずです。

ためしに、足の親指を外側に開脚して立ってみてください、からだがだらんと下がるのがわかるはずです。昔体育で習った「休め」の姿勢です。**足を外に開くと、からだが下がる**のです。下がったままのからだで歩けば、転びやすくなるのも当然。だから5度内股が正しいというワケなのです。

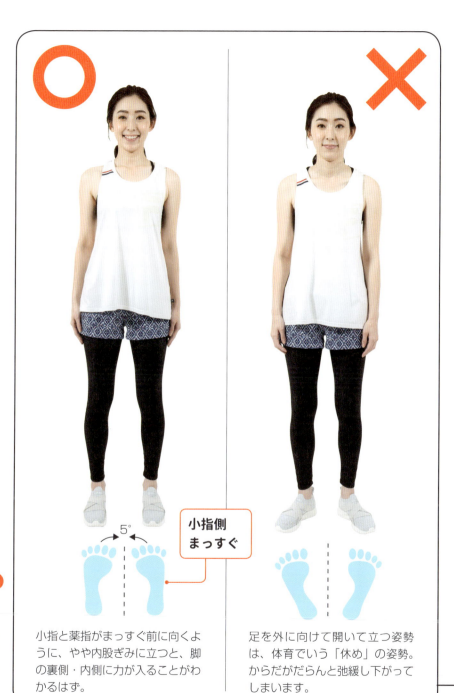

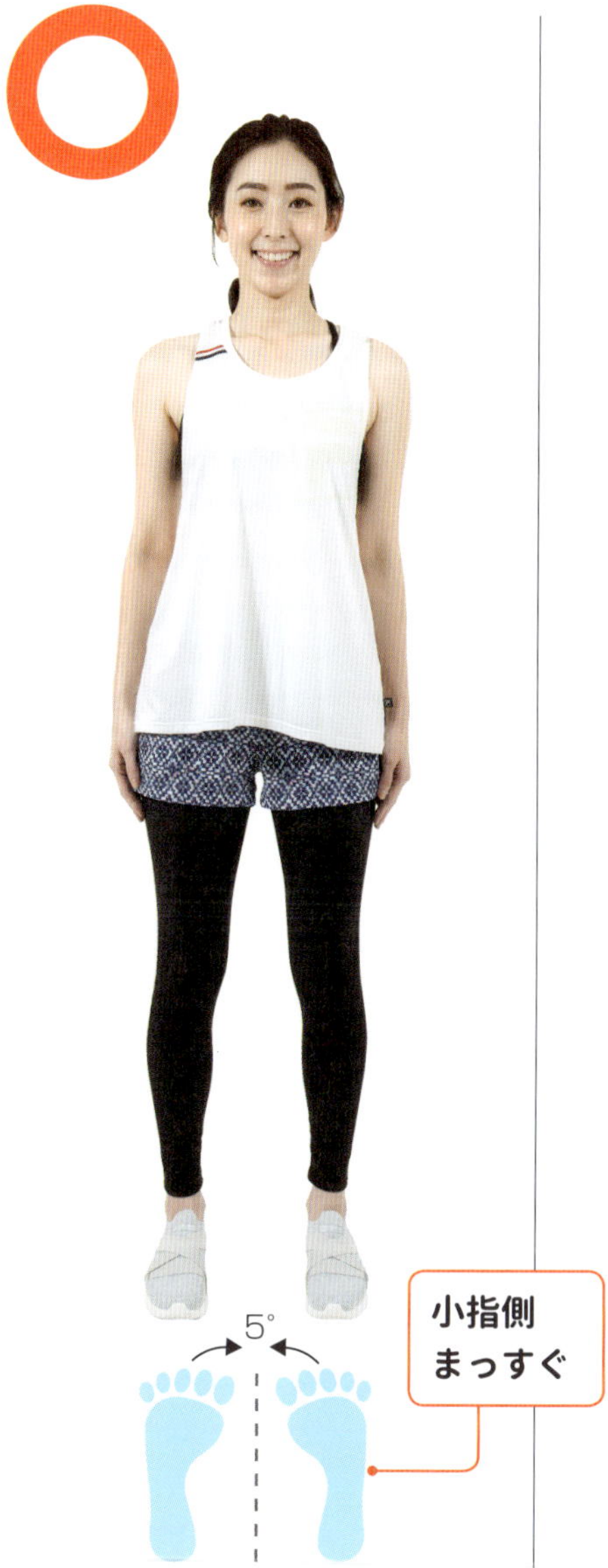

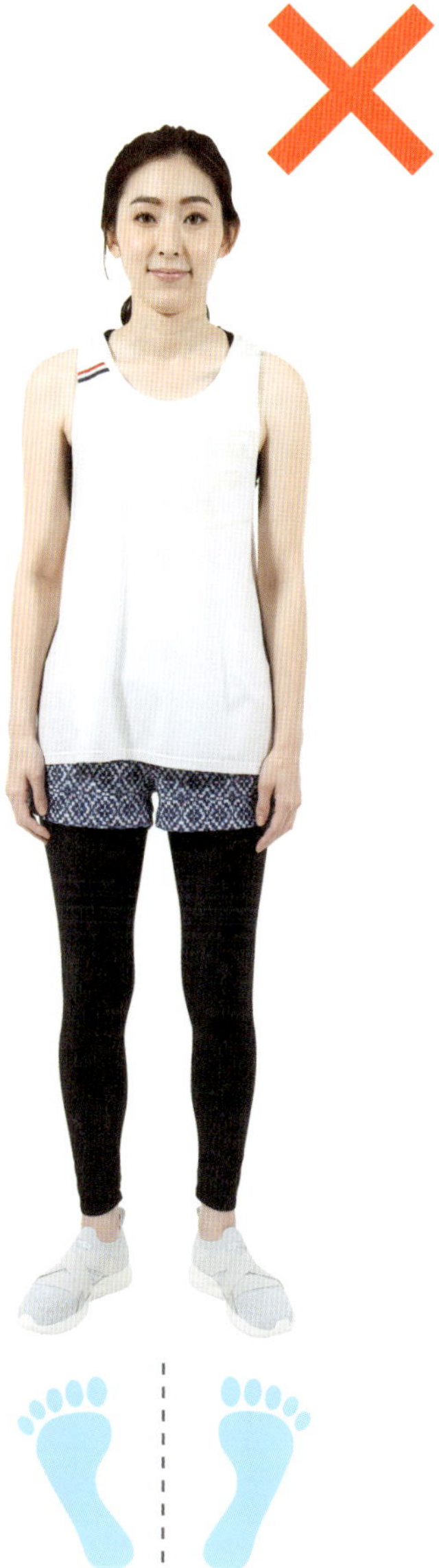

小指と薬指がまっすぐ前に向くように、やや内股ぎみに立つと、脚の裏側・内側に力が入ることがわかるはず。

足を外に向けて開いて立つ姿勢は、体育でいう「休め」の姿勢。からだがだらんと弛緩し下がってしまいます。

新習慣2
一直線歩き、開脚歩きをしてはいけない

ランウェイを闊歩《かっぽ》するモデルたちは、まっすぐに伸びた一直線上を歩くように歩をすすめていきます。服がひらひらと揺れて、たしかにその歩き方は〝ジョー〟の演出としては美しいものに映ります。

でも、この歩き方は現実的ではありません。**〝横揺れ〟させる歩き方は股関節の歪みやズレを生じさせる元凶**といってもいいでしょう。また、**一直線上を歩こうとしてひざをムリに寄せれば、確実にXO脚に**なってしまいます。

足先を「外」に向ける歩き方、外股歩き、つまり**がに股歩きも股関節を正しい位置にはおさめません。股関節が広がっていく**のです。先ほどお話ししたように、足先を内側に約5度寄せる。足指の小指側ラインと、ひざ頭をまっすぐ前に向ける。ここが股関節ウォーキングの基本です。

○

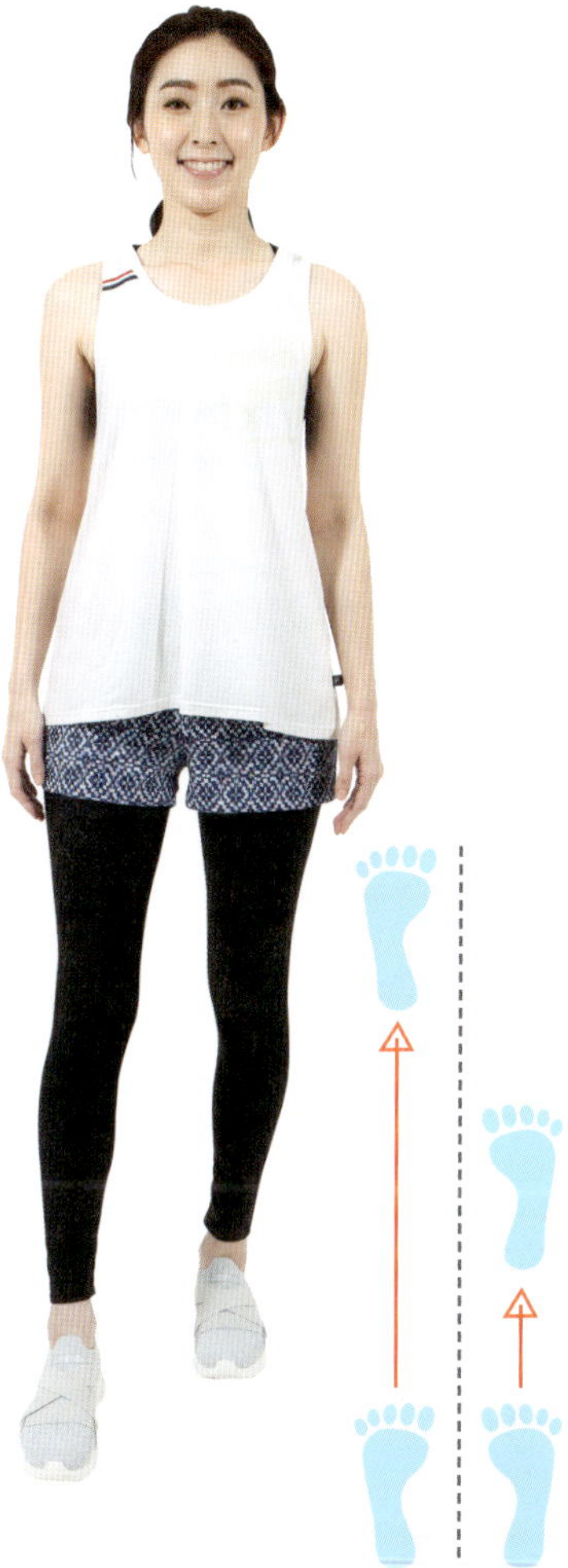

足の薬指がまっすぐ前に向くような歩き方をすると、股関節に負荷がかからずスッスッと音もなく足を運べます。

×

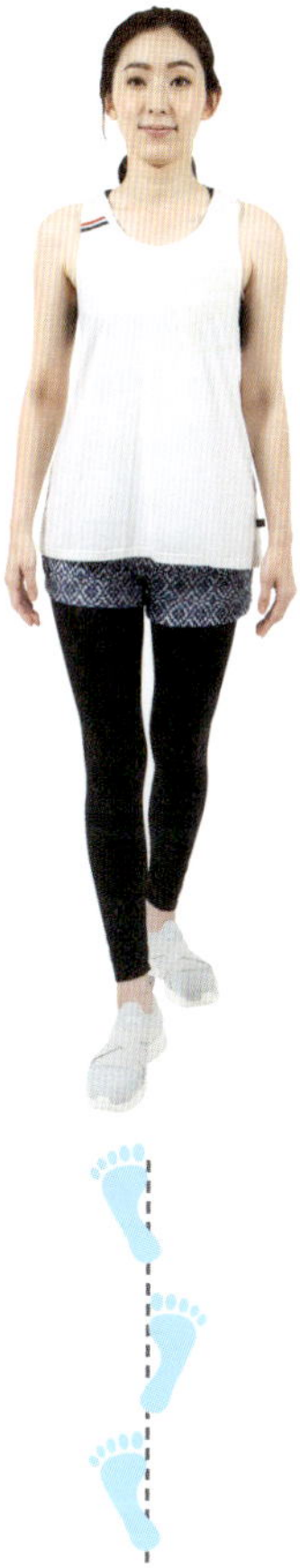

一直線歩き

股関節を歪ませながら歩いているようなもの。XO脚を誘発します。

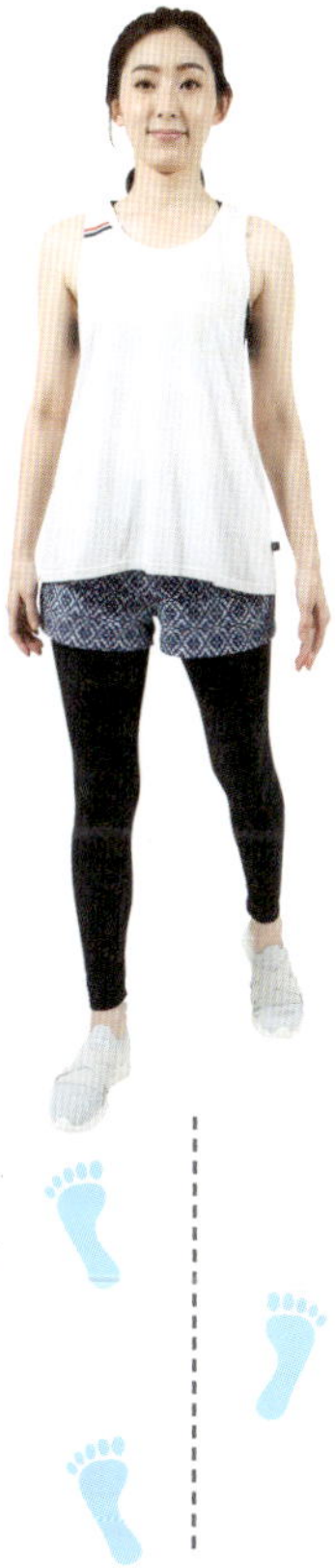

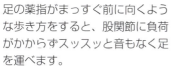

開脚歩き

股関節が広がる歩き方。股関節横が太ってきます。

新習慣

3

あなたの**歩き方のクセ**を判定します

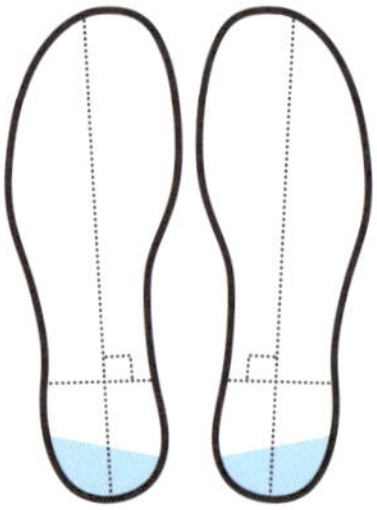

1

やや外側が減っている

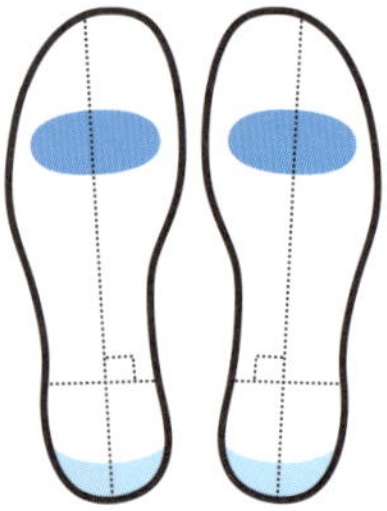

2

中心が減っている

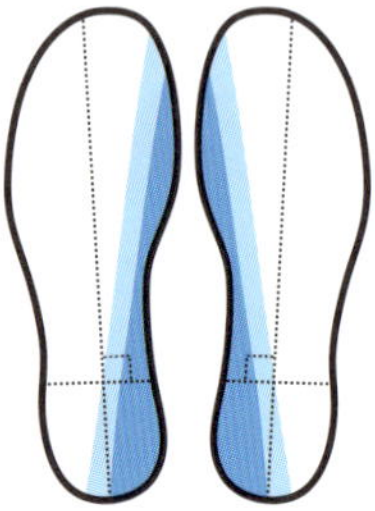

3

内側が減っている

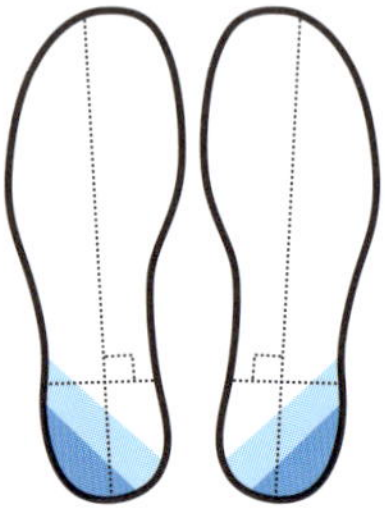

4

外側が減っている

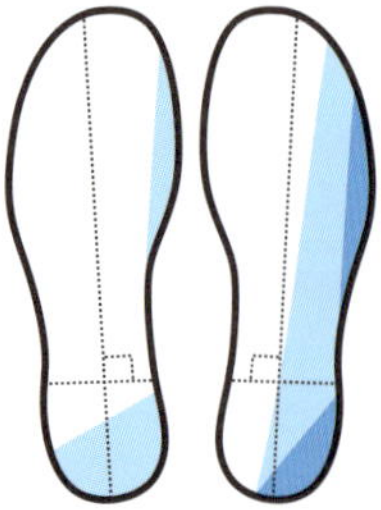

5

左右非対称タイプ
（左脚が弱い場合）

歩き方に〝クセ〟のない人はいません。そのクセは靴底にあらわれます。もちろん、股関節の歪みやズレとは密接な関係があります。あなたの靴底、いかがですか。

1 やや外側が減っている

股関節に歪みがなく、足底からひざ裏を通ってお尻の下までつづく抗重力筋がしなやか。上半身もスッと立ち、その重みが下半身に負荷をかけない歩き方です。

2 中心が減っている

股関節が外側にズレているため、骨盤が前傾して、股関節まわりの筋肉が内側にねじれています。上半身は前傾していて足をこすって歩く疲れる歩き方です。

3 内側が減っている

脚の関節のすべてに負担がかかっていて、股関節にはズレの影響が出ています。このタイプはひざ下をうまく使いこなせずX脚になり、歩幅が狭いのが特徴です。

4 外側が減っている

歩くときの重心が外側に向く歩き方で、上半身の重みが下半身の股関節、ひざ関節、足首関節にかかりO脚になり、関節詰まりをおこしています。

5 左右非対称タイプ

脚の長さに左右差があり、上半身も大きく歪んでいるか捻挫やけがをした経験があるといったケースの足底です。歪みを正し、バランスを整えれば克服は可能です。

股関節ウォーキング

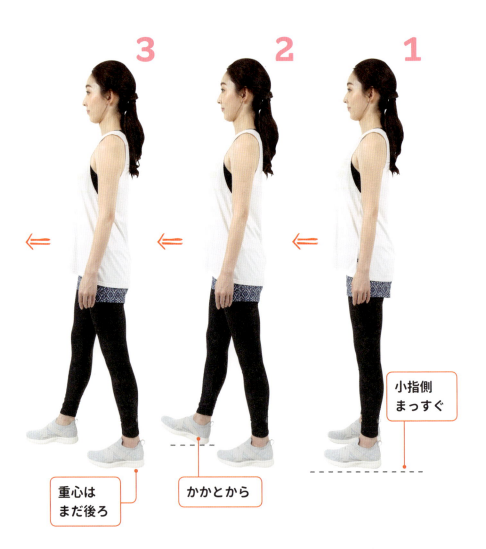

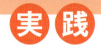

脚幅はこぶし 1 個分、小指側をまっすぐ、前のめりにならないよう後ろ重心でスタート。薬指をまっすぐ前に出すイメージで足底のかかとから着地し、土踏まず、指裏の順に足底全体が地面についたら重心を移動させます。からだが浮くように歩くのがポイント。

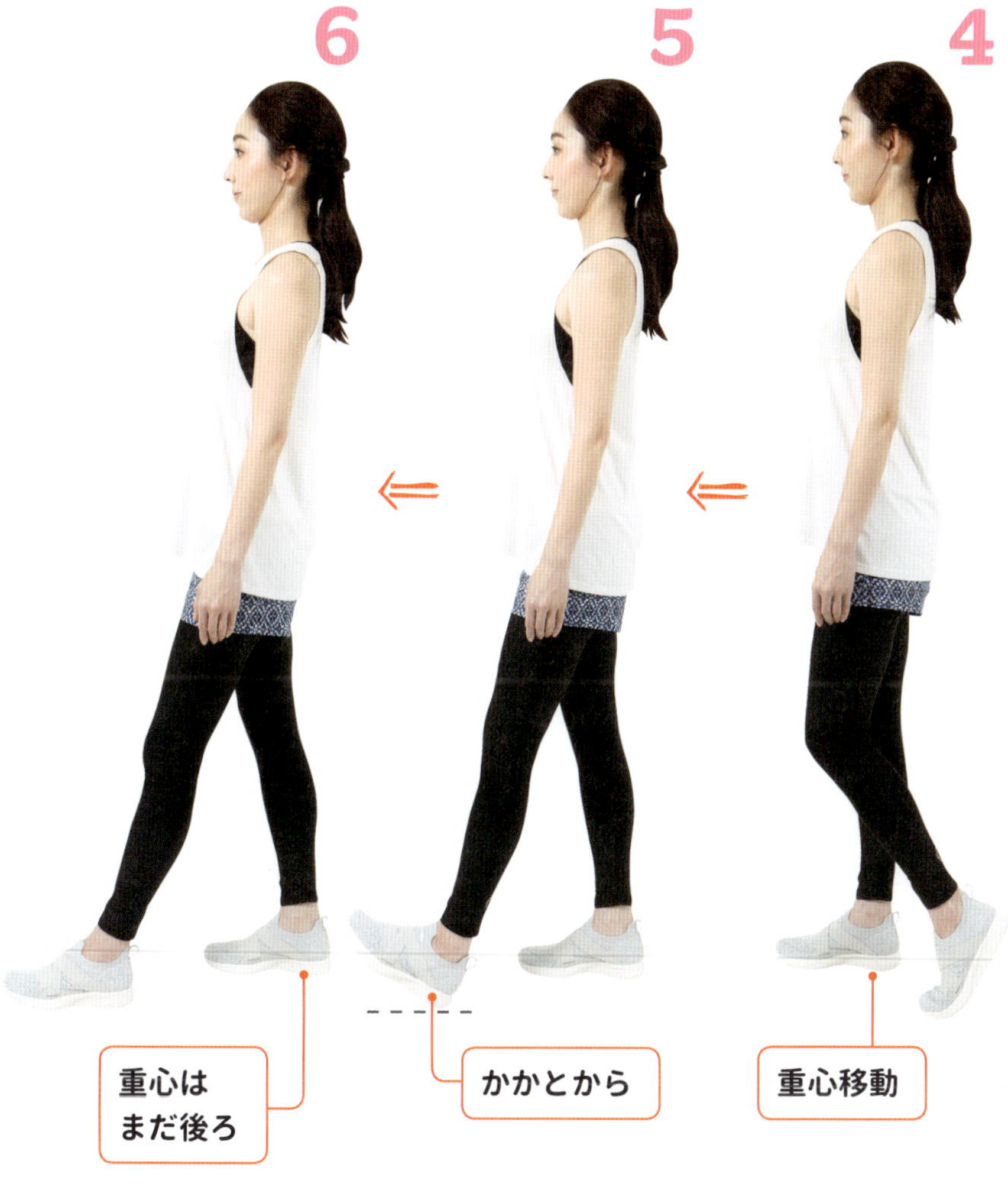

股関節ウォーキングを体得するコツ

「頭では脚をかなり前に出しているはずなのに、足の運びが遅いんです…」

そう感じることはけっして恥ずかしいことではありません。

わたしたちのからだはそのすべてが「脳」からの指令で動いています。歩くという行為も当然、脳から指令が送られ、神経に伝わり筋肉を動かすのですが、この**伝達速度が年齢を重ねるにつれ遅くなってしまう**のです。だから、躓きやすくなり、前のめりの姿勢になって転びやすくなるのです。

また思ったよりも前のめりの姿勢で歩いているため、足運びが遅いということもあります。そこでこの「練習」。**前のめりになりがちなからだにしっかりとまっすぐを叩き込みます。**「1、2」と声を出して、脚と声がズレないことを確認しながらおこなうと、頭とからだのズレが修正されていきます。

練習❶

かかと上げ歩き

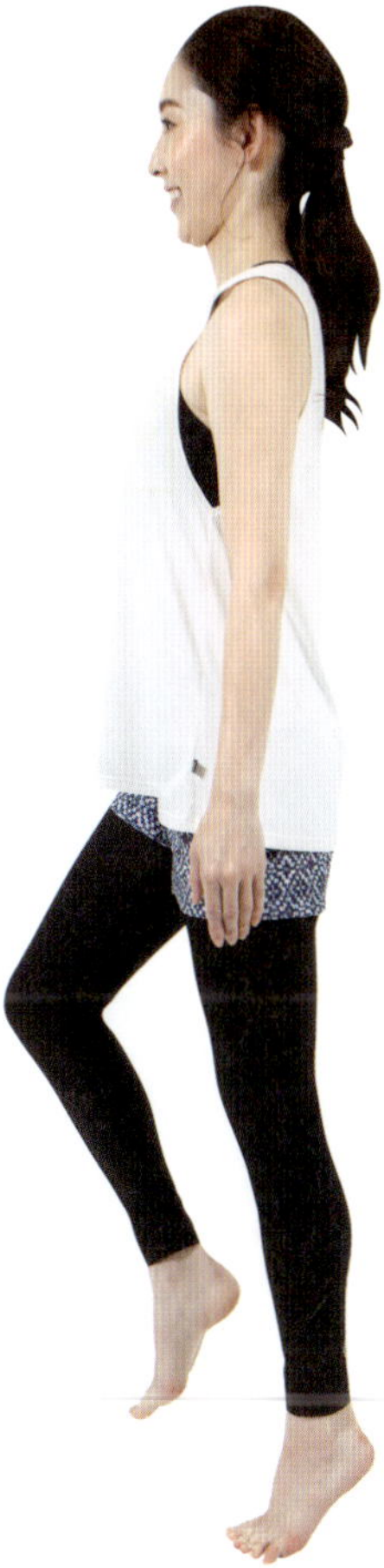

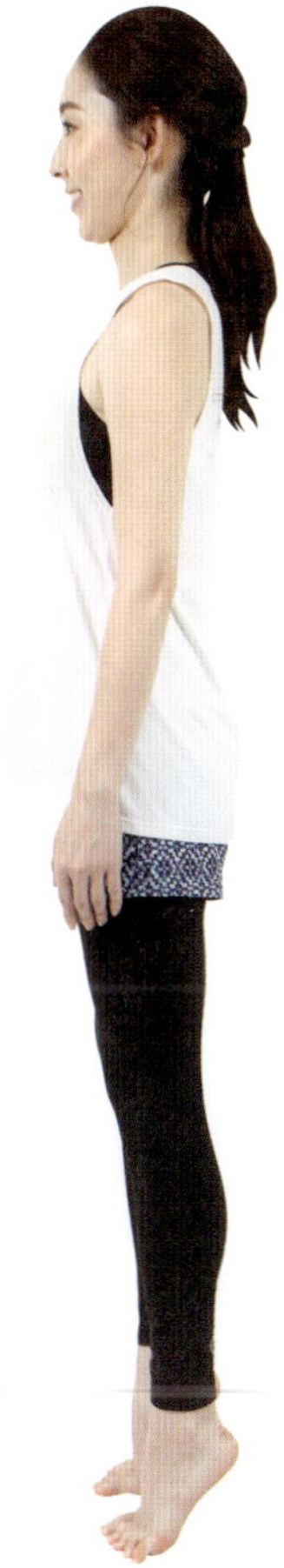

足指を根元からしっかり折るイメージでかかとを上げて立ち、からだを上に浮かせるイメージで歩きます。後ろ体重で頭を持ち上げて、歩く練習になります。

練習❷

腰かがめ歩き（前歩き）

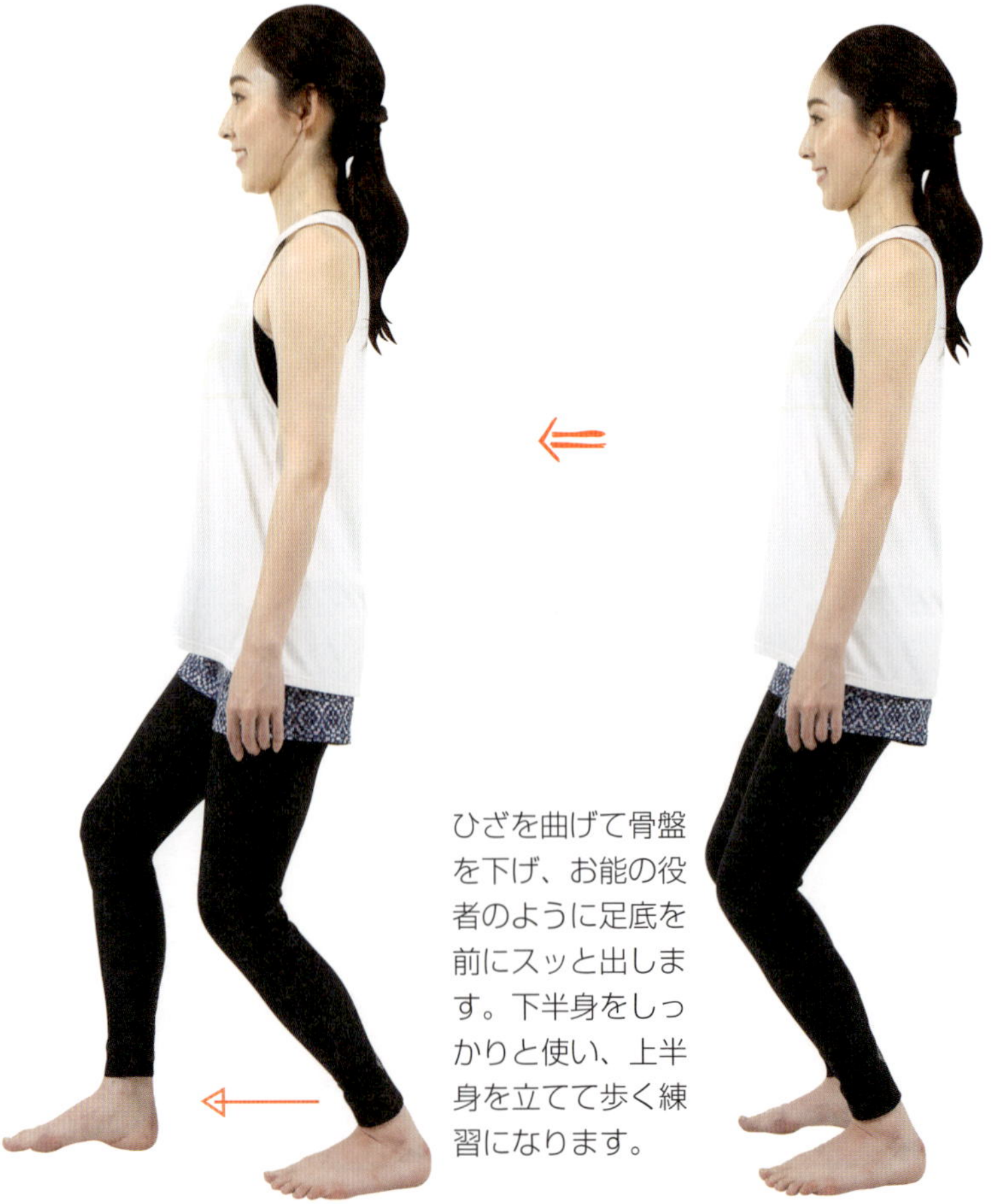

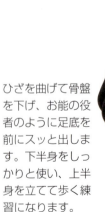

ひざを曲げて骨盤を下げ、お能の役者のように足底を前にスッと出します。下半身をしっかりと使い、上半身を立てて歩く練習になります。

練習❸

腰かがめ歩き（後ろ歩き）

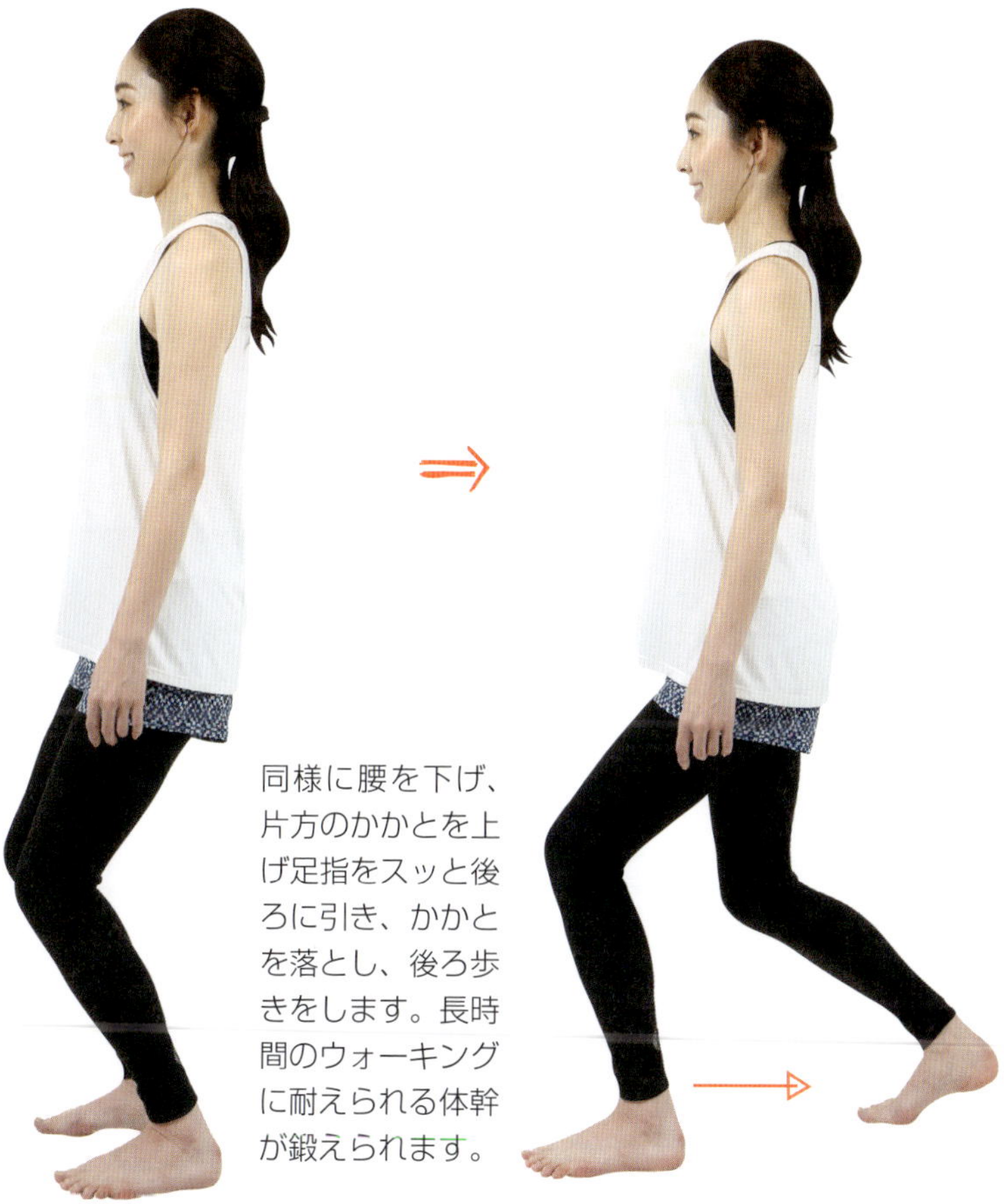

同様に腰を下げ、片方のかかとを上げ足指をスッと後ろに引き、かかとを落とし、後ろ歩きをします。長時間のウォーキングに耐えられる体幹が鍛えられます。

COLUMN

股関節ウォーキングQ&A

Q 毎日ウォーキングしたほうがいいですか？

A 股関節を鍛えてからならかまいませんが、1日何万歩とがんばるウォーキングはおすすめしません。徐々に前かがみになり股関節に負荷がかかるからです。むしろ気分のいい日に気持ちよく歩いたほうが効果的です。雨の日はムリせず本書のストレッチをやりましょう。

Q うでを大きく振って歩いたほうがいいですか？

A うでや肩には力を入れないでください。脚が前に出てこないのを補うようにしてうででこぐように歩く人がいますが、必ず前かがみの姿勢になり、転びやすくなります。うでよりも指先とひじに意識を向け、首を上に伸ばして歩きましょう。

Q なぜ薬指が重要なのですか？

A 親指以外の4本の指は足底から抗重力筋に続いていますから、ここがよく動くことはとても重要です。逆に親指は足の甲に続くブレーキの役割があります。親指に力が入らないようにするために効果的なのが、力がいちばん入りにくい薬指に意識を向けることなのです。

4

股関節を歪ませない新習慣

——100歳まで歩ける体をつくるコツ

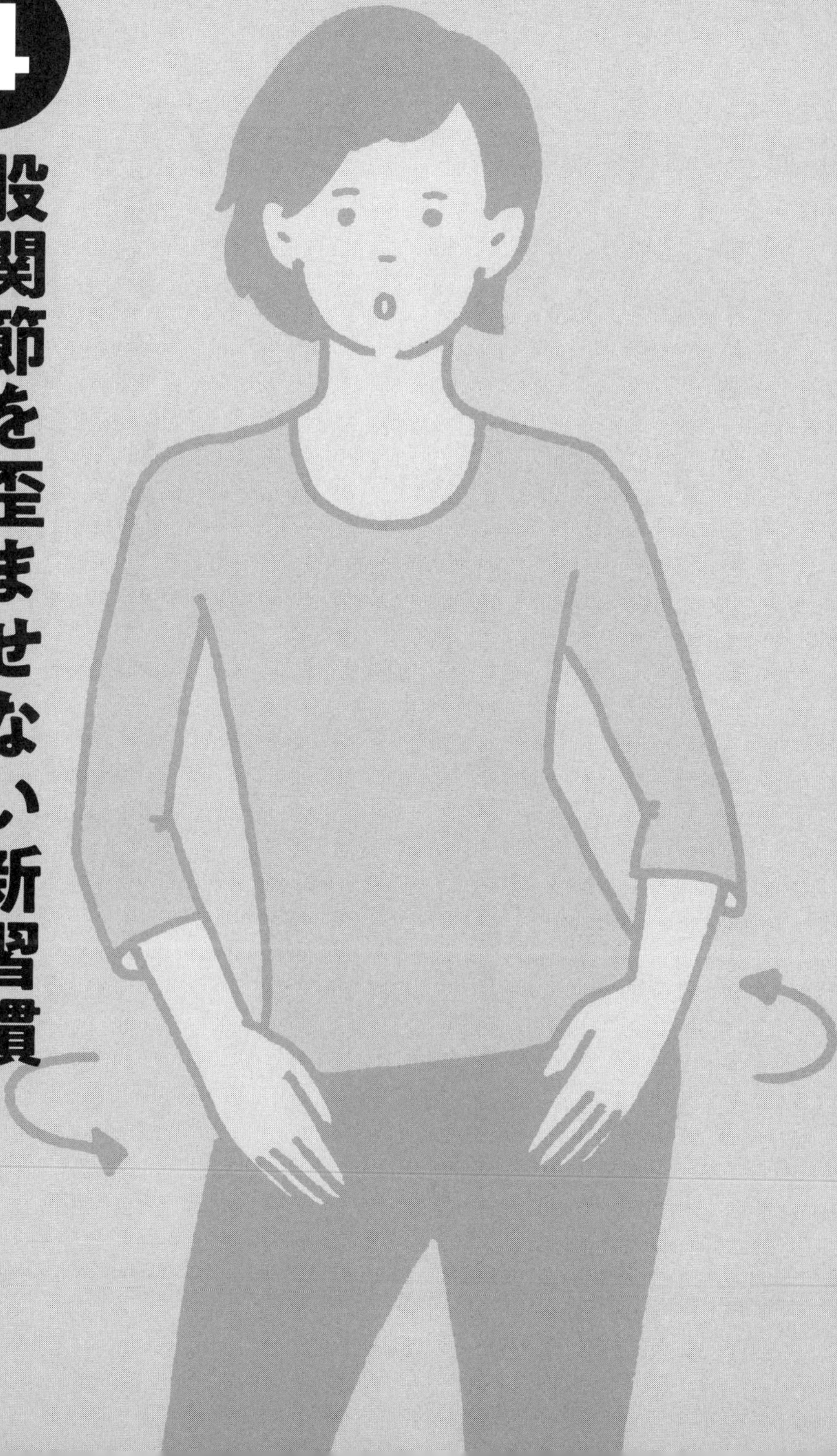

新習慣 1

毎日の習慣が**寝たきりにならない体**をつくる

いまはまだ、自分自身が「寝たきり」になることなど考えもしない人がほとんどでしょう。あるいは、身内の人が介護が必要になり、寝たきりにならないことの大切さを切々と感じている人もいるかもしれません。

もっと積極的に股関節にアプローチしていきましょう。日常生活のなかにちょっとした〝新習慣〟をとり入れていくのです。もちろん、**股関節への意識をちょっと盛り込む**だけですから、むずかしいことではありません。

たとえば、リビングでくつろいでいるとき、キッチンに立っているとき……**ほんの少しだけ意識を変える習慣づくり**をするのです。そのどれもがほんとうに手軽にできてしまいますから、すぐにでもはじめられます。

ぜひ、生活のなかに組み入れて、惜しみなく実践していきましょう。

練習1

しっかりよく動く脚・足づくり

歩くという動作に重要なのは、足底の感覚と脚の裏にある抗重力筋です。ここを刺激（ストレッチ）していきましょう。

テレビを見ながらでもいいですし、ソファにすわって本を読んでいる時間を利用してかかとをキュッと上げサッと足を前へ。これを新習慣としましょう。

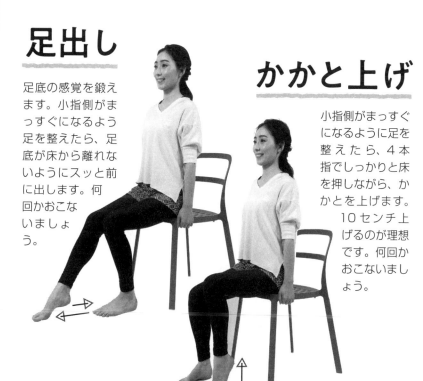

足出し

足底の感覚を鍛えます。小指側がまっすぐになるよう足を整えたら、足底が床から離れないようにスッと前に出します。何回かおこないましょう。

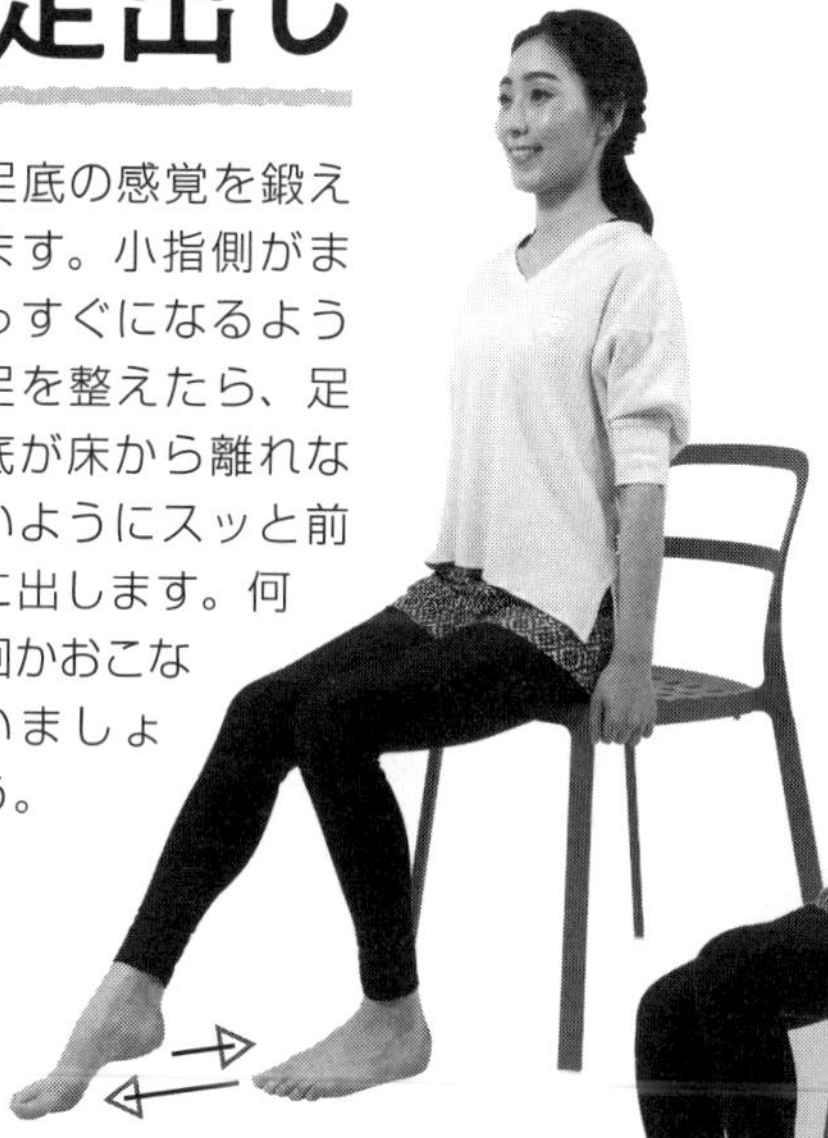

かかと上げ

小指側がまっすぐになるように足を整えたら、4本指でしっかりと床を押しながら、かかとを上げます。10センチ上げるのが理想です。何回かおこないましょう。

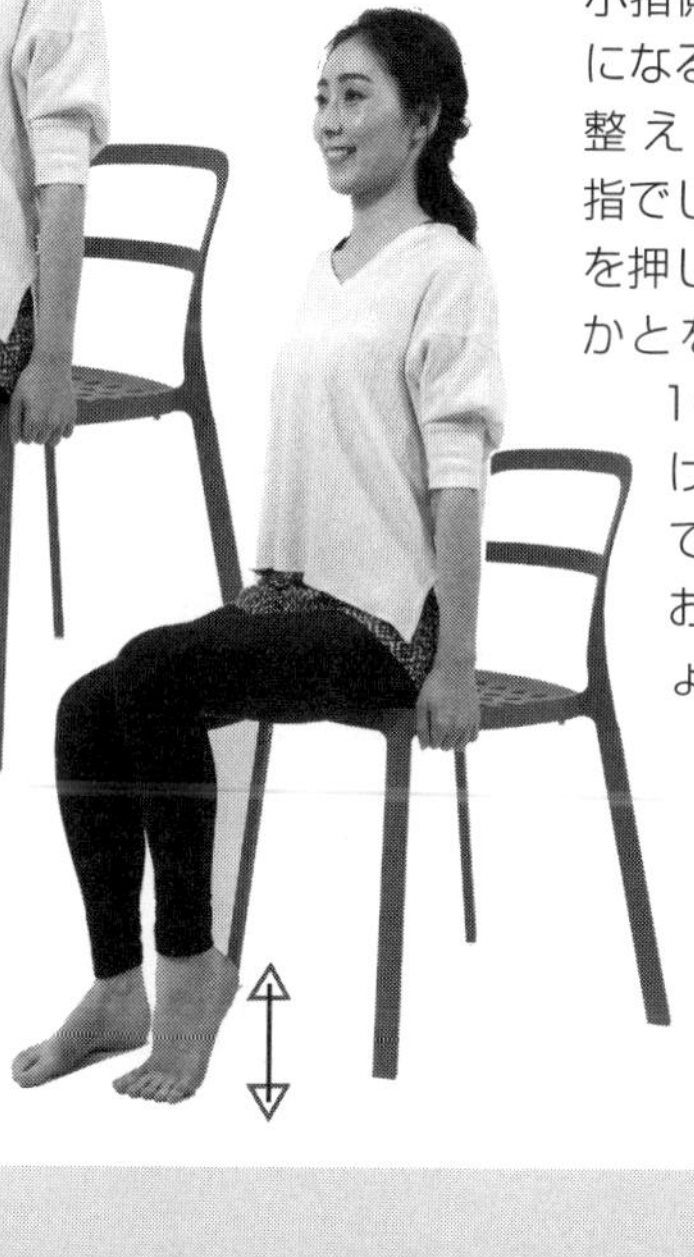

練習2

肩・背中の丸まりをとる

上半身は常に〝丸まる〟環境にあります。パソコンやスマホはその大きな原因でしょう。しかし、環境は変えられませんから、意識的に矯正していくことが重要です。日常の何気ない動作のなかにその修正ポイントがあります。積極的にとり入れ、丸まりがちな肩や背中を解放しましょう。

背中伸ばし

椅子に浅く座ります。椅子のサイドを両手でもち、足底は床にしっかりつけ、足底で床を押しながら背中を椅子の背側にグ〜ンと反ります。

3回おこないましょう。

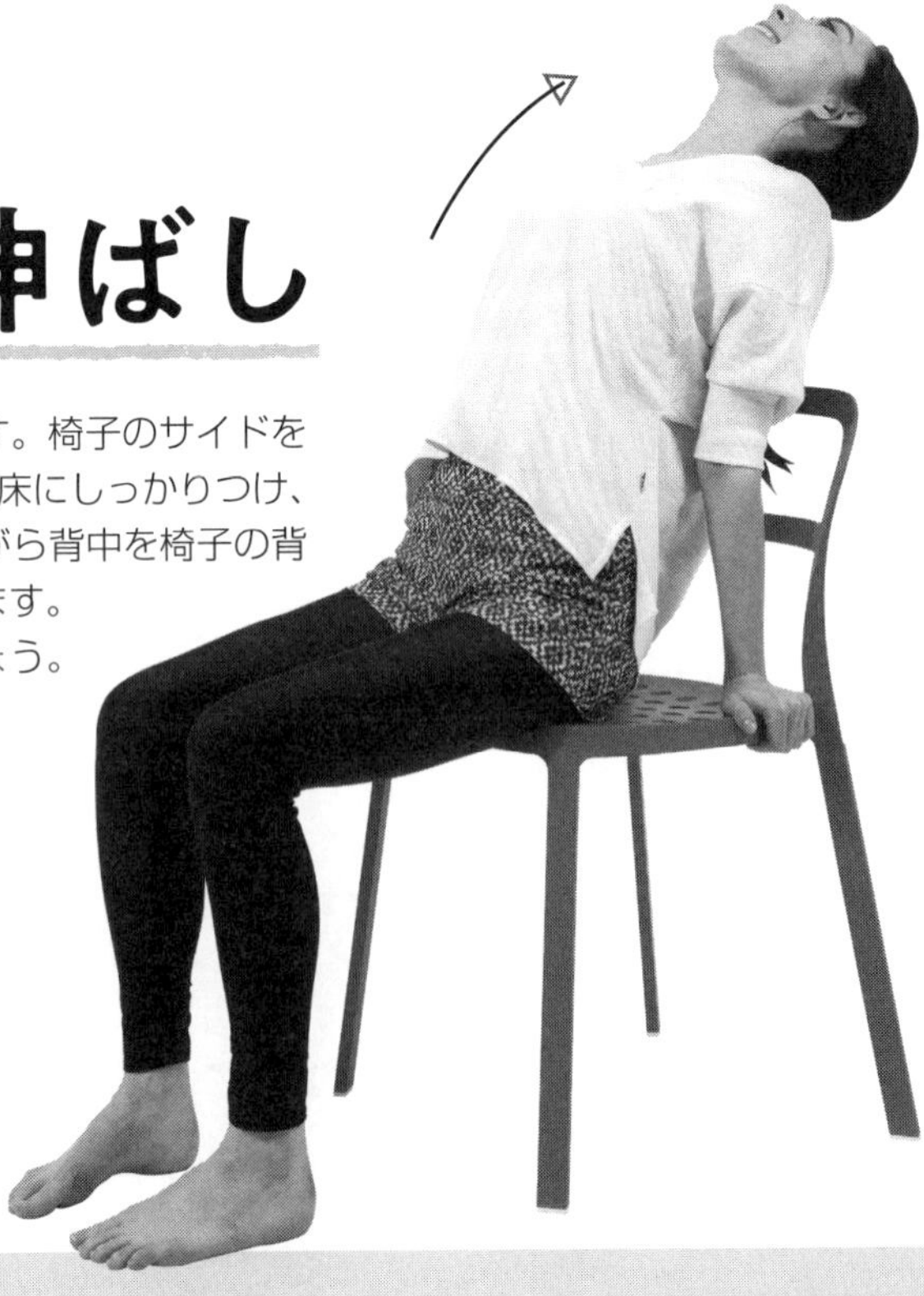

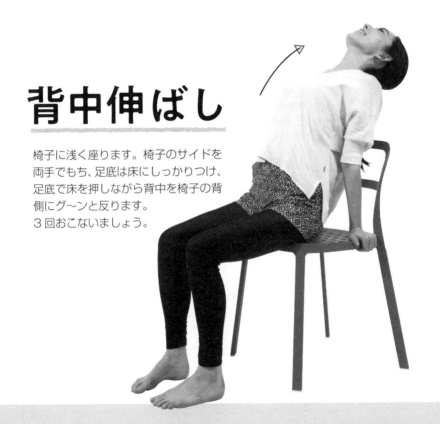

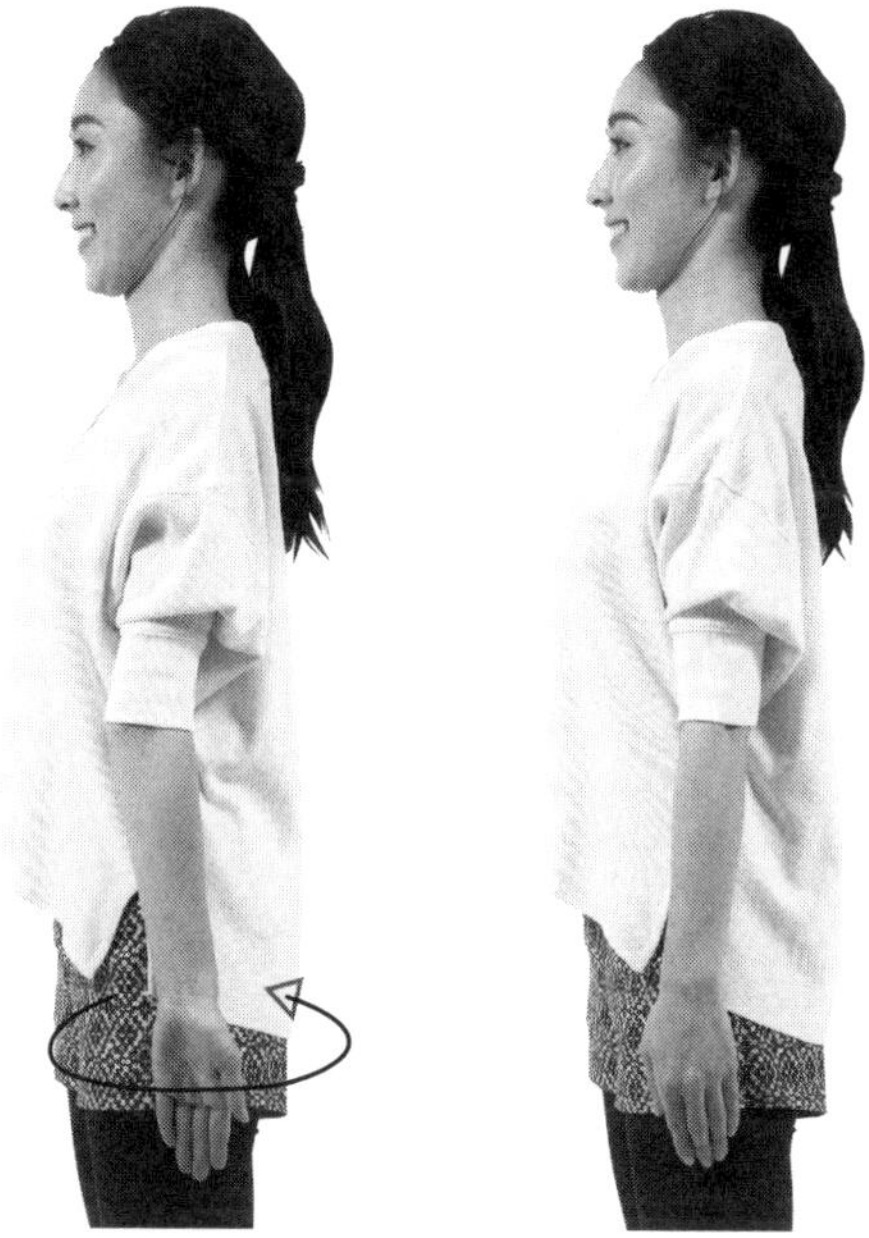

手のひら返し

からだの脇に、肩の力を抜いて手を下ろします。手のひらが外に向くよう手をクルッと回しながら首を伸ばします。左右5回ずつおこないましょう。

ひじの屈伸

ひじはからだの脇に軽くつけ45度まで上げます。親指に力をいれず4本の指を伸ばしたまま、ひじをパコッと曲げます。ひじの関節がほぐれます。左右5回ずつおこなったら、うでを脱力させましょう。

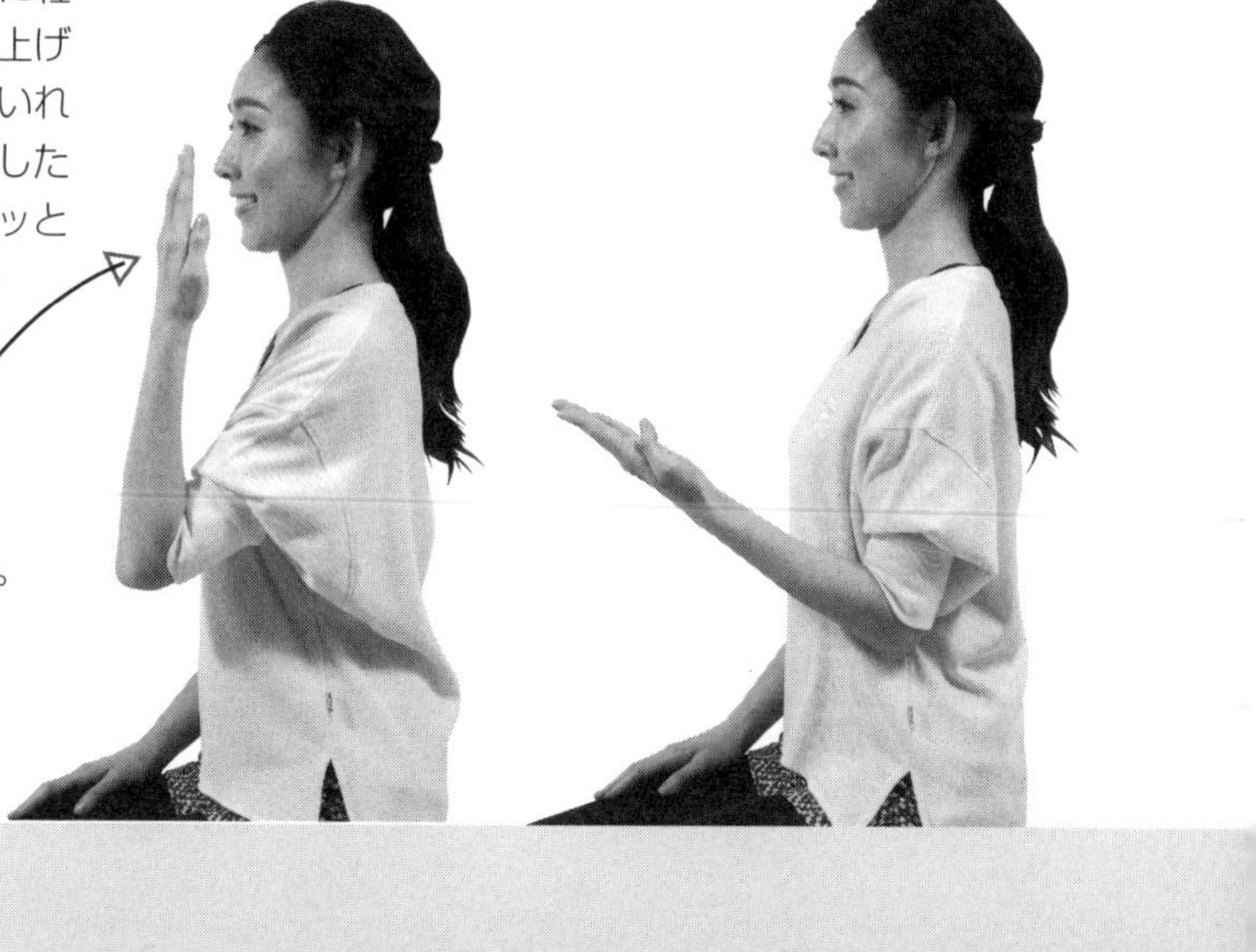

練習3

下半身の血流をよくする

年齢を重ねると、からだがむくみがちになり、血流がとどこおってきます。それを改善するのが足首つかみ。太もも、ひざ、すね…硬くなりがちな脚の前面に軽く圧をかけながらゆっくり気持ちよくマッサージ。足首までマッサージすれば、柔軟体操にもなる一石二鳥のマッサージです。

足首つかみ

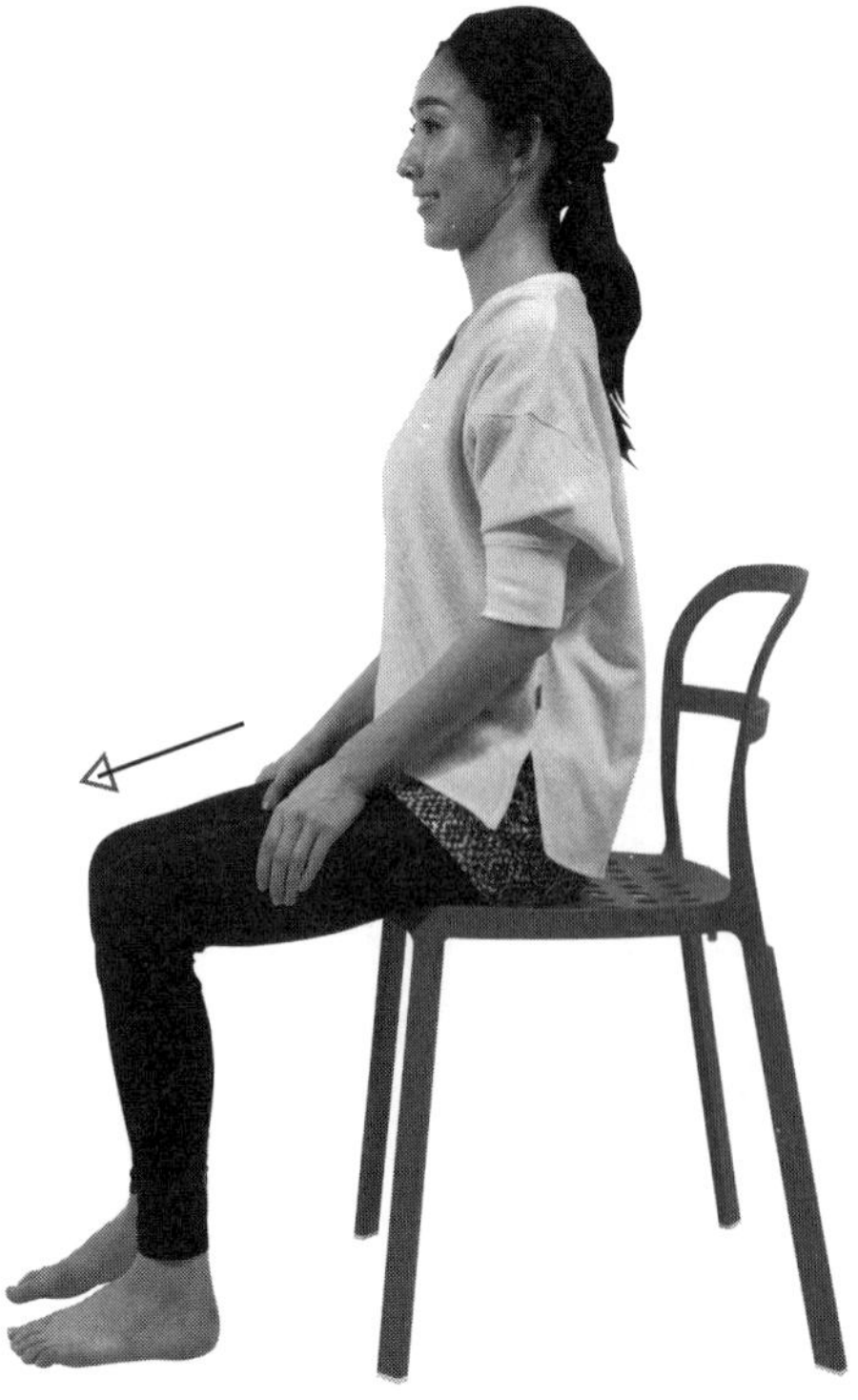

1

椅子に座り、脇をしめ、太ももの上に手を置きます。４本指と親指で太ももを包みながらなで下ろします。

2

上半身で圧をかけながら太ももからひざへ手を下ろしていきます。ひざをやさしくつつみましょう。

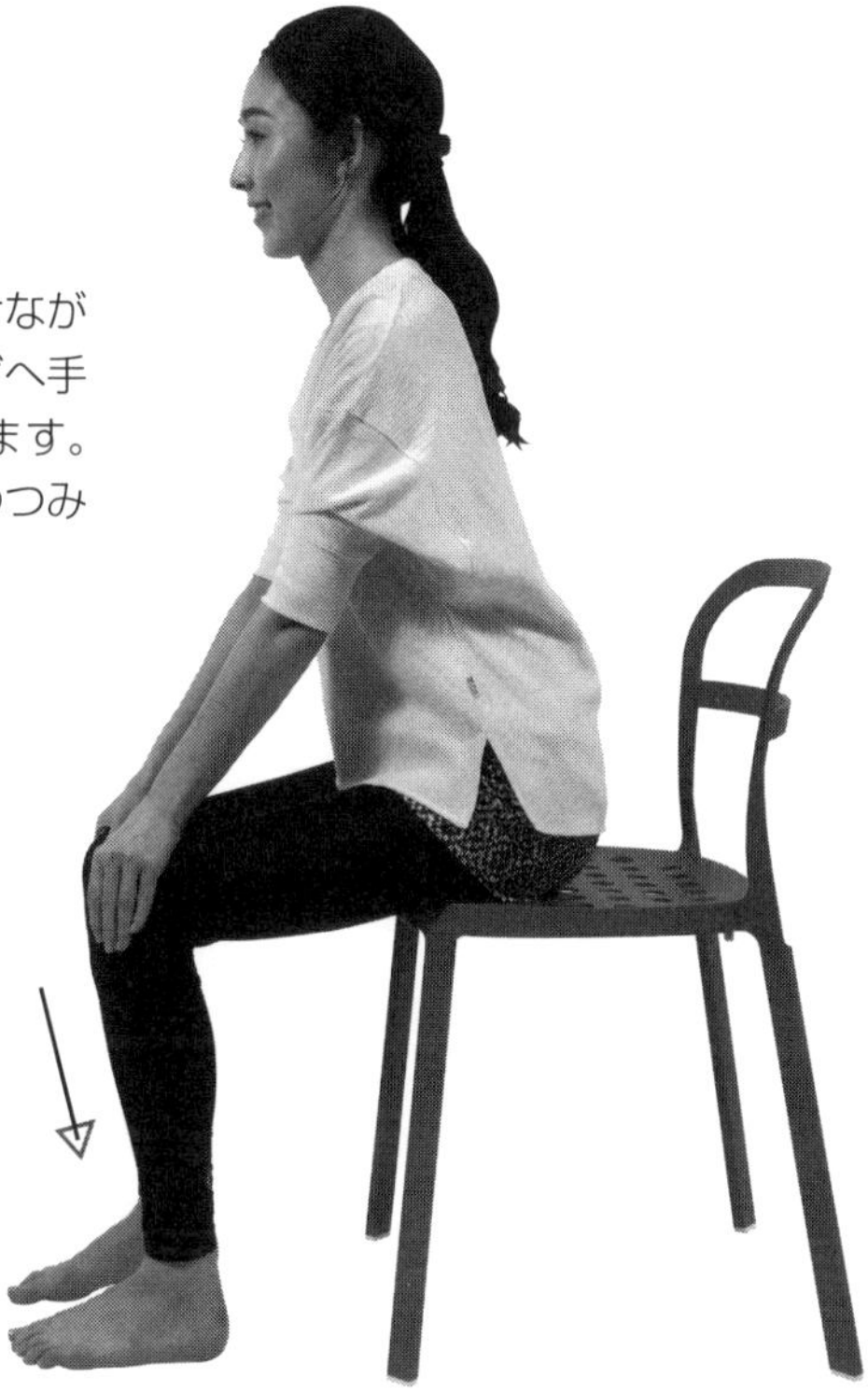

3

ひざから足首まですねを手でつかむようにして下ろしていきます。くるぶしをやさしくつつみましょう。

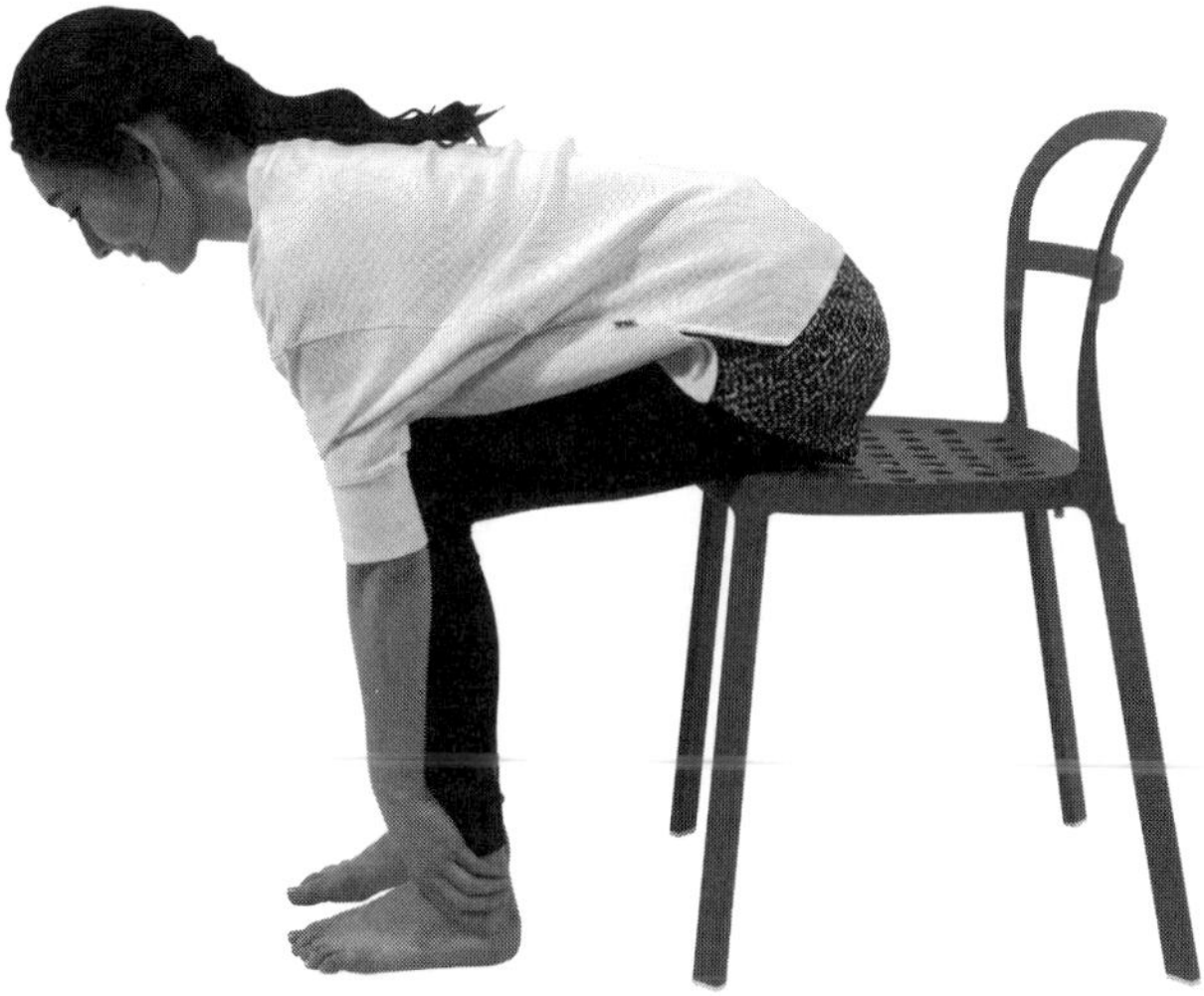

練習4

硬くなりがちな手足の甲をほぐす

血液やリンパの流れは末端までいき、折り返してからだを循環しています。その折り返し地点が「足」であり、「手」です。ここにとどこおりが起こると全身の循環が悪くなります。とくに手足の甲は硬くなり、血液やリンパの流れを阻害しがちですから、気づいたときにほぐしてあげましょう。

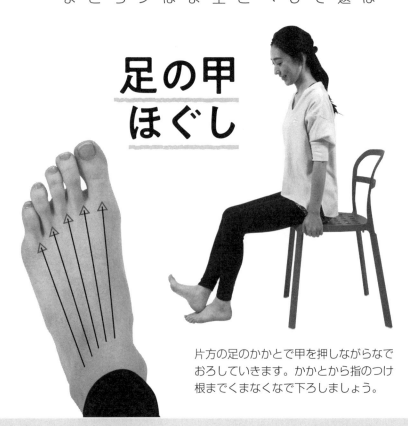

足の甲ほぐし

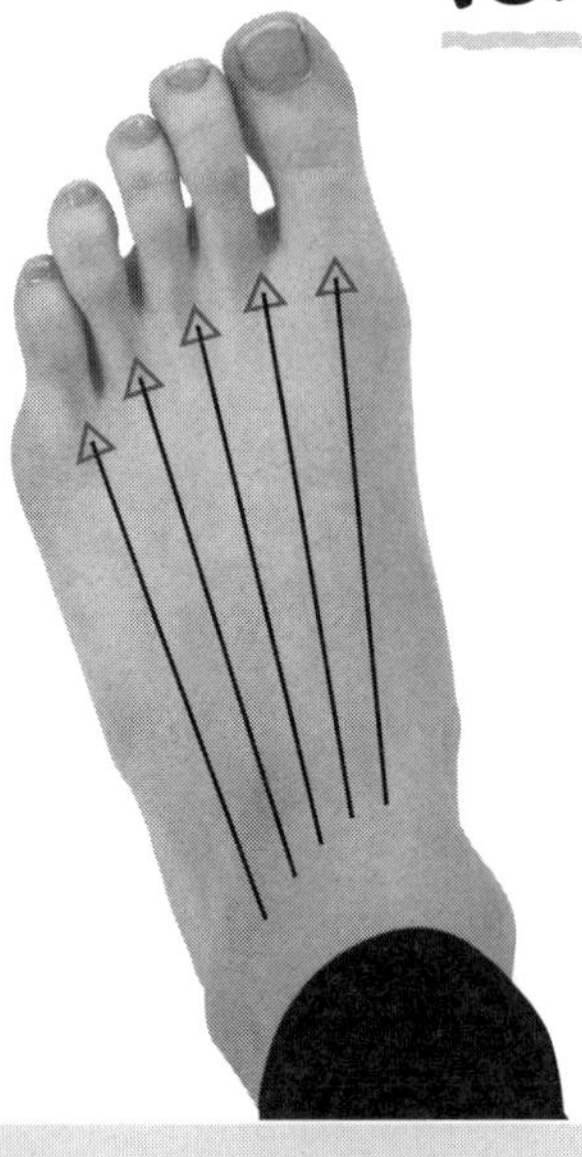

片方の足のかかとで甲を押しながらなでおろしていきます。かかとから指のつけ根までくまなくなで下ろしましょう。

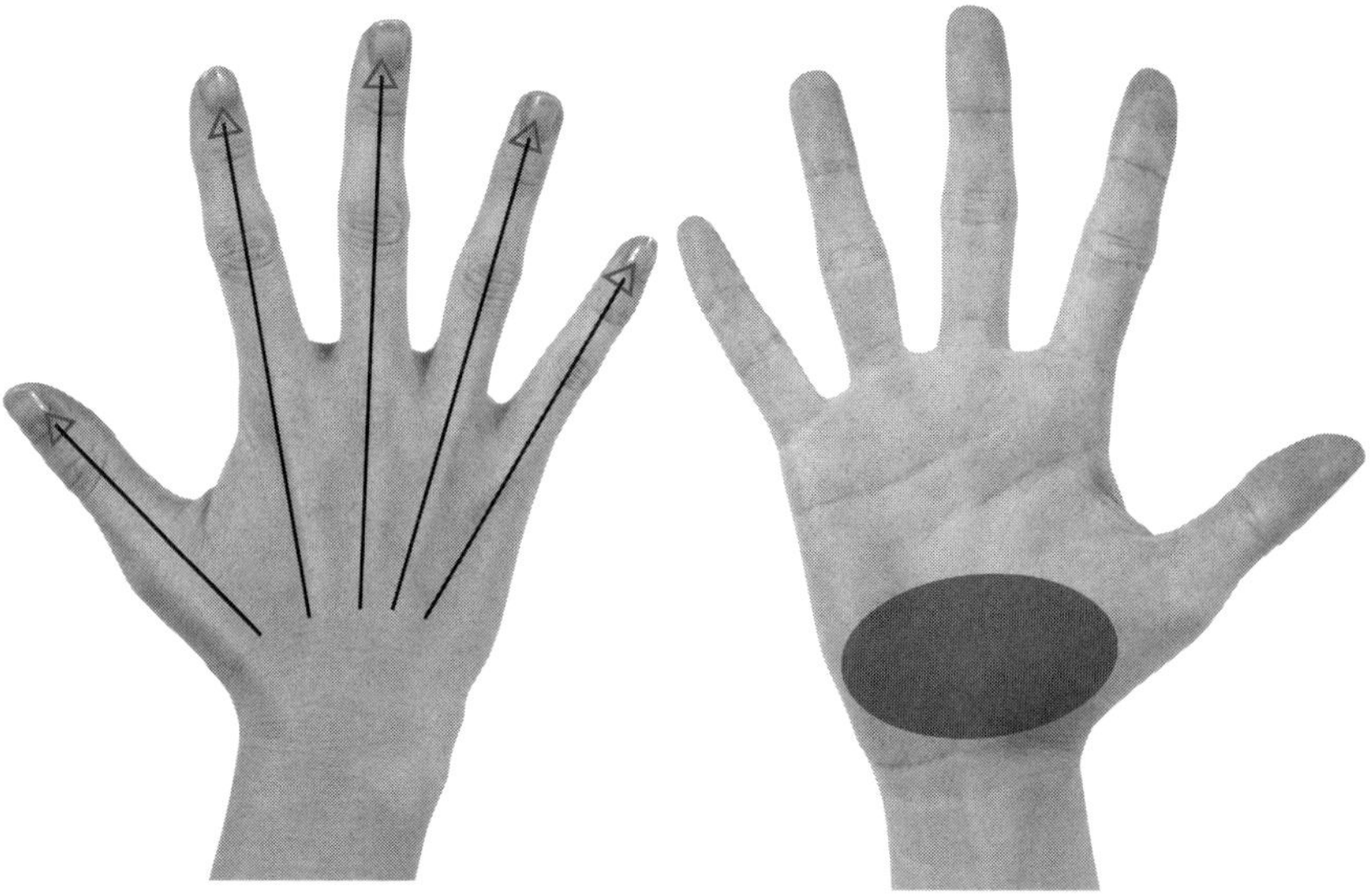

手の甲ほぐし

手の指を開いてパーにして置きます。片方の手のひらの手首のそばの掌底で手の甲を押しながらなでおろしていきます。手の甲から指先まで全体をなで下ろしましょう。

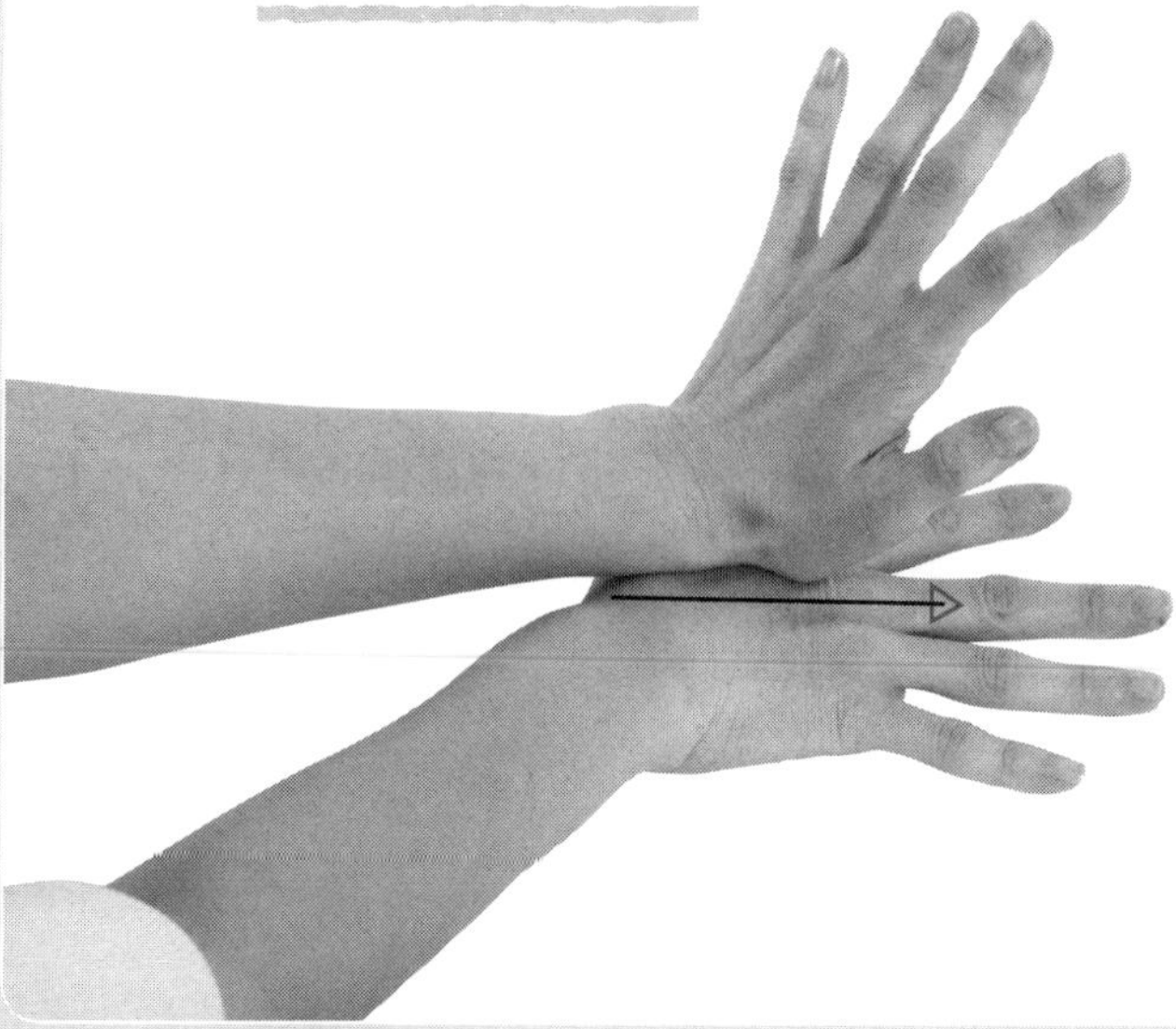

練習5

頭皮マッサージで思考をクリアに

からだを持ち上げる抗重力筋は、頭蓋骨まわりにもあります。ここでは代表的な抗重力筋である側頭筋にアプローチしていきます。疲れたときにマッサージすれば思考がクリアになりますし、肌や顔のむくみやたるみにもとても効果的があります。ぜひ多角的に利用してください。

手のひらの親指と小指の下のぷっくりした部分を耳の上にカポッとあてます。親指には力を入れず、4本の指で頭を包み、指の腹で軽く圧をかけてマッサージしましょう。

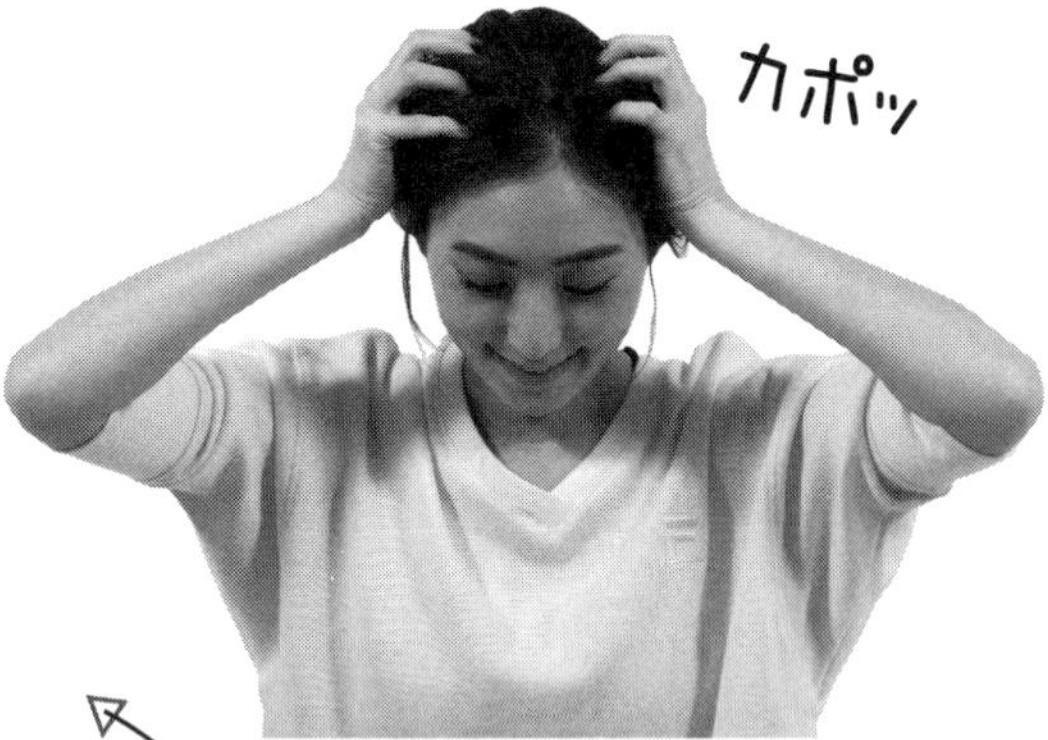

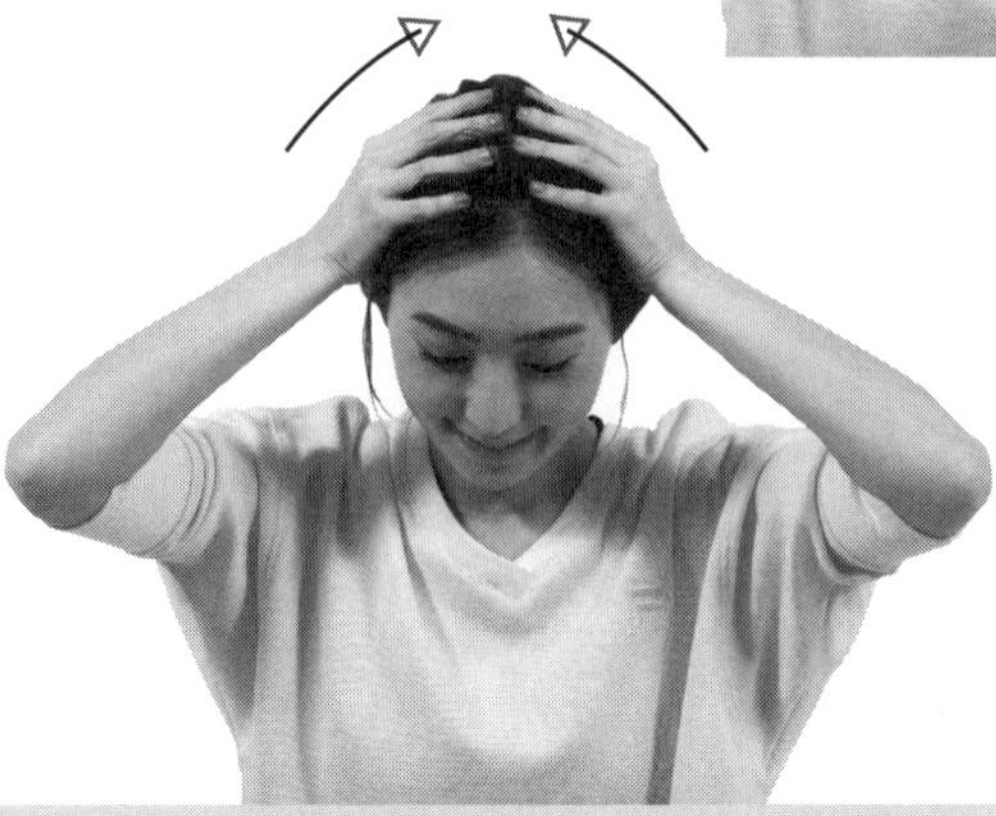

練 習 6

股関節にいい疲れない座り方

座骨を立てて、イスに浅く座ります。足は小指側がまっすぐになるようにして、こぶし1個分開きます。ひざはつけずに、首を伸ばして足底でしっかり床を押します。腰や太ももに力を入れないこともポイントです。どうしても背もたれにもたれてしまうという人は、椅子の背にクッションを当てましょう。

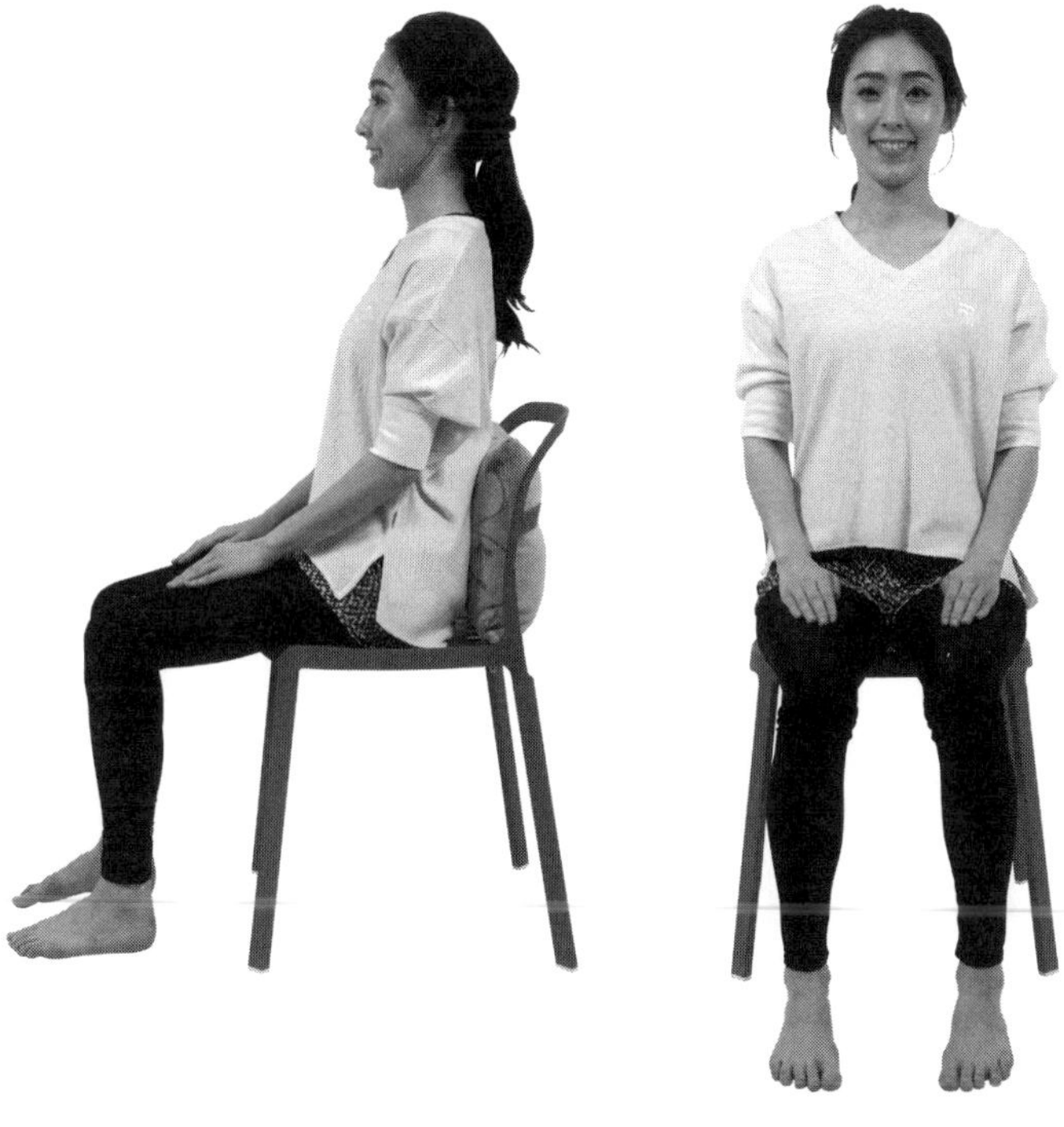

＼ 新習慣 ／

2

股関節にいい朝・晩のちょっとした習慣

股関節へのアプローチの新習慣つくりは、場所を選びません。まず、洗面台前。朝起きたらすることは歯磨きですよね。このときに5度内股。小指ラインをまっすぐにしてひざ裏をキュウ～っと伸ばします。**1日の始動に向けて、抗重力筋に刺激を与えましょう。**

また、**お風呂に入ったら、足指をグーに曲げるグーグー体操**をしてみましょう。浴槽の壁や端に足裏をつけ、指をグーグーします。からだが暖まっていますから、指の動きもきっといいはず。お尻がすべらないように注意してください。

寝る前にはあお向けのまま開脚でグーグー・パタパタ体操（70ページ）、股関節ほぐし①（76ページ）をして眠りにつきましょう。からだをほぐしてから眠れば、寝ているあいだにからだが勝手にズレを直してくれます。

新習慣
3

笑顔、あいさつ、おしゃべりのすすめ

股関節の歪みやズレは「声」や「笑顔」にも影響を与えています。「え？」と思うでしょうね。でもこれは事実。下半身が安定せず上半身が歪んだり詰まると肩や頭が前傾します。すると、喉周辺の筋肉も下がって声は低くなりますし、口周辺の筋肉も下がって口角が下がり、笑顔が出にくくなります。

首を上へと伸ばすことを意識した新習慣を心がけましょう。それは大きな声を出すことです。おでこを上げて縦に筋肉を伸ばしながら声を出すと、高く、大きくなります。それを最短距離で実践できるのは「挨拶」です。

毎朝家族と挨拶を交わし、ご近所さんと「おはようございます」。「いい天気ですね」といった会話が加わればもっといい。「ありがとうございます」と笑顔を相手に向ける機会も増えます。ステキな習慣ではありませんか？

＼新習慣／
4

若返りを助ける首にまつわる新習慣

スタスタと颯爽と歩きたい。幾つになっても誰もが願うことです。そのために重要なのが、前のめりにならないこととお伝えしてきました。

首がスッと立ち、頭の位置がまっすぐな姿勢。じつは、それを補佐する**小道具としておすすめなのがスカーフやタートルネック**なのです。

歳をとると前かがみになりだんだんと首が短くなっていくものですが、**スカーフやタートルネックで首を意識するだけで、首が短く太くなるのを遅らせることができる**のです。首長族が首輪で首を長くする理論と同じです。

また、首元、足首、手首の3首を保護すると風邪を引かないといいますし、スカーフやタートルネックは女性の敵〝冷え〟からも守ってくれるすぐれものです。ぜひオシャレな小道具としてとり入れてみてください。

新習慣
5

花を育てる、モノを片付ける…動く習慣づくりを

家事もそこそこにソファにドテッと座ったまま1日が過ぎてしまう。そんな日もたまにはあるかもしれませんが、それが常態となってしまってはいけません。どんな朝を迎えたとしても、絶対に動かなければいけない状況をつくる。つまり、**「動く習慣」をつくっておく**のです。

たとえば、**ベランダや庭に季節の花を植えて**育てる。花をきれいに育てるには毎日の手入れは欠かせませんよね。それが動く習慣につながります。

一度座ってしまったら動かないという環境も改善しましょう。**テーブルの上に〝お茶セット〟は置かない。**リモコンもテーブルの上に並べておかない。そうです、座ったままですべてがすんでしまう環境を排除するのです。

これらの動く習慣が、寝たきりを遠ざけ、健康な一生をつくるのです。

［著者紹介］
南 雅子（みなみ・まさこ）

1949年、北海道生まれ。整体エステ「ガイア」主宰。エステティシャンとして活躍後、「美しい髪と肌はからだの健康あってこそつくられ、美容と健康はイコールの関係」と一念発起し、カイロプラクティック・整体師の資格を取得。現在、オリジナルに開発した「姿勢矯正」や「ストレッチ」など健康で機能的なからだづくりのための施術・指導をおこなっている。12万人以上を変えた実績と3ヵ月で完璧にからだを仕上げるプログラムは各業界からつねに高い評価を得ている。整体エステ協会を設立し、エクササイズスクールを開講。プロ育成なども手掛ける。著書に『すべては股関節から変わる』『すごいやせる!股関節1分ストレッチ』（小社）ほか多数。

衣装
タンクトップ（P98-P111）：バックホールタンク（FILA）¥2,900
（※ブラトップ黒はモデル私用）
ボトムス（P98-P123）：幾何学ボトムセット（FILA）¥4,900
トップス（P115-123）：ワッフル7分袖（FILA）¥4,990
スニーカー（P98-107）：BOBS SQUAD2-WINNING（SKECHERS）¥5,500

協力店リスト（お問い合わせ先）
フィラカスタマーセンター　0120-00-8959
スケッチャーズ ジャパンお客様コールセンター　0120-056-505

死ぬまで歩くには1日1分股関節を鍛えなさい

2019年 7月20日　初版第 1 刷発行
2024年 12月 7 日　初版第20刷発行

著者　南 雅子
発行者　出井 貴完
発行所　SBクリエイティブ株式会社
〒105-0001　東京都港区虎ノ門2-2-1
装丁　小口翔平＋岩永香穂（tobufune）
本文デザイン・DTP　ISSHIKI
カバーイラスト　加納徳博
本文イラスト　飯山和哉
写真　伊藤孝一（SBクリエイティブ）
ヘアメイク　平塚美由紀
モデル　殿柿佳奈（スペースクラフト）
執筆協力　水沼昌子、吉村貴（コアワークス）
校正　新田光敏
編集　杉本かの子（SBクリエイティブ）
印刷・製本　株式会社シナノパブリッシングプレス

ISBN 978-4-8156-0279-6